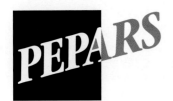

【ペパーズ】
編集企画にあたって…

　四肢外傷は，われわれ形成外科医がよく遭遇する救急外傷分野の 1 つであります．治療に際しては，創傷治癒を考慮した上で，いかに機能回復を図っていくかが重要であり，上肢では手指の機能を中心に個々の患者背景や組織損傷の程度に合わせて治療のゴールを設定していく必要があり，下肢では歩行など日常生活の過重に耐え得る再建が必要です．適切な初療処置はもちろんのこと，早期の血行再建や神経再建，NPWT などを併用した創傷管理，ならびに骨再建，軟部組織再建，その後のリハビリテーション，そして後遺障害治療にも十分に配慮して，長期的な視点からの治療計画が重要となります．

　さらに重度四肢外傷においては，患者の生命危機に及ぶ場合もあり，形成外科医のみならず，救急医，外傷整形外科医の協力体制のもとでの集学的治療を行っていく必要があります．その中で，いかに救肢し，患者の生活を取り戻していくのか，そのために形成外科医としてどのように治療に関与していくべきかを考えなければなりません．

　今回の「四肢外傷対応マニュアル」では，豊富な治療経験をお持ちで，臨床の第一線で活躍されている先生方に執筆をお願い致しました．各先生方には，初療時の診断と治療法の選択から各種治療法および手術手技の要点をわかりやすく解説して頂いております．

　内容も四肢重症外傷のプライマリケア，指尖部欠損，手指切断，手指屈筋腱・伸筋腱損傷，手部熱傷，デグロービング損傷，下肢軟部組織損傷，下肢重症開放性骨折，神経損傷と多岐にわたる四肢外傷の対応が網羅されています．

　本書が，四肢外傷の治療を専門としようとする若い先生方だけでなく，他分野を広く治療されている経験豊富な先生方にとっても，治療対応マニュアルとして診療に役立てて頂ければ幸甚です．

2018 年 1 月

竹内正樹

KEY WORDS INDEX

― 和　文 ―

― あ　行 ―
陰圧閉鎖療法　58
インフォームドコンセント　23
遠隔皮弁　11

― か　行 ―
外傷初期診療ガイドライン　72
外傷性神経損傷　89
化学損傷　49
下肢損傷　72
Gustilo-Anderson ⅢB,C 型開放骨折　82
局所陰圧閉鎖療法　72
局所皮弁　11
血行再建　1
腱移行　33,40
腱移植　33
腱断裂　33
骨再建　1

― さ　行 ―
再建　11
再建手術　72
再接着　23
四肢開放骨折　82
指尖部欠損　11
重症開放骨折　1
手指切断　23
術後管理　23
小児　33
植皮　49
伸筋腱損傷　40
伸筋腱脱臼　40
神経移植　89
神経縫合　89
人工神経　89
人工真皮　58
整形形成外科的アプローチ　1
切断レベル　23
爪床　11

― た　行 ―
陳旧性　33
槌指　40
適応　23
デグロービング損傷　58
デブリ（ー）ドマン　1,49

― な　行 ―
軟部再建　1
軟部組織欠損　82
熱圧挫　49
熱傷　49

― は　行 ―
皮下断裂　33
皮弁再建術　82
ボタンホール変形　40

― ま　行 ―
マイクロサージャリー　89

― や　行 ―
遊離皮弁　11

― 欧　文 ―

― A・B ―
amputation level　23
artificial dermis　58
bony reconstruction　1
burn　49
button hole deformity　40

― C・D ―
chemical injury　49
debridement　1,49
degloving injury　58
dislocation of extensor tendon　40
distant flap　11

― E・F ―
extensor tendon injury　40
finger amputation　23
fingertip defect　11
Fix and Flap surgery　82
flap surgery　82
free flap　11

― G・H ―
Gustilo-Anderson ⅢB, C type open fracture　82
heat press injury　49

― I・J ―
indication　23
informed consent　23
Japan Advanced Trauma Evaluation and Care　72

― L～N ―
local flap　11
lower extremity injury　72
mallet finger　40
microsurgery　89
nail bed　11
negative pressure wound therapy；NPWT　58,72
nerve conduit　89
nerve graft　89
neurorrhaphy　89
NPWT with instillation；NPWTi　58

― O・P ―
old　33
open fracture of extremities　82
ortho-plastic approach　1
pediatric　33
postoperative care　23

― R・S ―
reconstruction　11
reconstructive surgery　72
replantation　23
rupture　33
severe open fracture　1
skin graft　49
soft tissue defect　82
soft tissue reconstruction　1

― T・V ―
tendon graft　33
tendon laceration　33
tendon transfer　33,40
traumatic nerve injury　89
vascular repair　1

WRITERS FILE

ライターズファイル（五十音順）

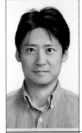

伊東　大
（いとう　ひろし）
1994年　琉球大学卒業
1995年　東京女子医科大学形成外科入局
2001年　同，助教
2010年　米国テキサス大学医学部麻酔科留学
2014年　東京女子医科大学東医療センター形成外科，講師
2015年　東京女子医科大学形成外科，講師
2018年　宮崎大学外科学講座形成外科分野，病院教授

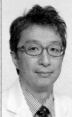

島田　賢一
（しまだ　けんいち）
1993年　富山医科薬科大学卒業
　　　　金沢医科大学形成外科，研修医
1994年　市立礪波総合病院形成外科
1995年　金沢医科大学形成外科，助手
2001年　石川県立中央病院形成外科
2002年　金沢医科大学形成外科，医員
2003年　同，講師
2010年　同，准教授
2017年　同，主任教授

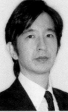

中野　貴光
（なかの　よしみつ）
1997年　筑波大学卒業
　　　　東京女子医科大学形成外科学教室入局
1999年　東京女子医科大学形成外科，医員
　　　　東京女子医科大学形成外科，助教
2000年　都立府中病院外科，非常勤医師
2002年　日本大学板橋病院形成外科，医師
2005年　米国テキサス大学留学
2007年　東京女子医科大学形成外科，医員
2008年　東京都立豊島病院形成外科，医長
2010年　川口市立医療センター形成外科，副部長
2015年　東京女子医科大学八千代医療センター，助教
2016年　同，准講師

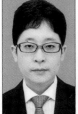

岩尾　敦彦
（いわお　あつひこ）
2009年　長崎大学卒業
2009年　長崎県立五島中央病院，研修医
2011年　長崎大学病院形成外科，修練医
2012年　山口県立総合医療センター形成外科，レジデント
2014年　福岡徳洲会病院，医員
2016年　長崎大学病院形成外科，医員
2016年　同大学病院外傷センター，助教

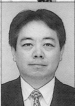

竹内　正樹
（たけうち　まさき）
1987年　日本大学卒業
　　　　東京女子医科大学形成外科入局
1993年　同，助手
1998〜2000年　カナダ・アルバータ州立大学留学
2001年　日本大学外科学・形成外科，助手
2004年　同大学形成外科，専任講師
2006年　日本大学形成外科，専任講師
2007年　同，准教授
2010年　東京女子医科大学八千代医療センター形成外科，准教授
2012年　同，教授

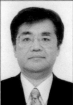

根本　充
（ねもと　みつる）
1992年　北里大学卒業
　　　　同大学病院，研修医
1994年　横浜市立市民病院外科
1996年　神奈川県立こども医療センター形成外科
1997年　北里大学病院形成外科，助手
2003年　埼玉成恵会病院・埼玉手の外科研究所，研修医
2004年　北里大学病院救命救急センター，助手
2008年　同大学医学部形成外科・美容外科，講師
2015年　同，准教授

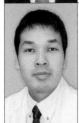

樫村　勉
（かしむら　つとむ）
2002年　日本大学卒業
　　　　東京女子医科大学形成外科入局
2004年　都立府中病院外科
2005年　埼玉県立がんセンター形成外科
2007年　都立府中病院形成外科
2009年　日本大学形成外科，助教

土田　芳彦
（つちだ　よしひこ）
1988年　北海道大学卒業
　　　　虎の門病院麻酔科，研修医
1989年　札幌医科大学医学部整形外科学講座
1997年　同大学救急集中治療部，助手
2002年　同，講師
2007年　札幌徳洲会病院外傷センター，センター長
2013年　湘南鎌倉総合病院外傷センター，センター長

藤岡　正樹
（ふじおか　まさき）
1985年　自治医科大学卒業
2003年　国立病院機構長崎医療センター形成外科，部長
　　　　同，臨床研究センター機能再建外科研究室，室長
　　　　長崎大学医学部，非常勤講師
2011年　同大学医学部医学科，臨床教授

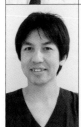

小平　聡
（こだいら　さとし）
2003年　東京医科歯科大学卒業
　　　　同大学形成外科入局
2004年　亀田総合病院形成外科
2006年　埼玉成恵会病院・埼玉手外科研究所
2008年　東京医科歯科大学形成外科
2012年　埼玉成恵会病院・埼玉手外科研究所

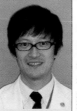

鳥谷部荘八
（とりやべ　そうはち）
1995年　秋田大学卒業
　　　　平鹿総合病院，医員
1998年　東北大学形成外科入局
1999年　平鹿総合病院形成外科，医員
2001年　国立仙台病院形成外科，医師
2002年　(財)竹田綜合病院形成外科，医員
2004年　東北大学形成外科，助手
2006年　同，助教
2010年　(独)国立病院機構仙台医療センター形成外科手外科，医長

CONTENTS

四肢外傷対応マニュアル
編集／東京女子医科大学八千代医療センター教授　竹内正樹

重症四肢外傷における初期治療のあり方……………………………土田芳彦　　1
　　四肢外傷の中でも「重度四肢外傷」は，「四肢外傷再建外科医」による初期からの一貫治療が望ましい．もしも重度四肢外傷の軟部再建を手がけるのであれば，軟部組織再建のみならず，初期治療や骨・関節再建にも長けていなければならない．

指尖部欠損の治療……………………………………………………中野貴光ほか　11
　　指尖部欠損において，指背では爪の形態，指腹では知覚の再建が重要である．一般的な指尖部欠損の治療法について述べるとともに，損傷部位別での治療法の選択について述べる．

手指切断に対する再接着術……………………………………………伊東　大　　23
　　手指切断に対する再接着術において，切断レベル別の再接着術の治療方針と術後管理について述べるとともに，再接着術の適応・不適応の判断基準や患者へのインフォームドコンセントについても述べる．

手指屈筋腱損傷の治療………………………………………………小平　聡ほか　33
　　新鮮屈筋腱損傷の治療は比較的容易であり，癒着や再断裂を生じた場合には手術手技や後療法に問題がある．陳旧性損傷や皮下断裂の治療は難しく，多岐にわたる知識を持って臨むべきである．

手指伸筋腱損傷の治療………………………………………………根本　充ほか　40
　　伸筋腱損傷は副子による保存治療が効果的である一方，適切な治療時期を逃すと軽微な損傷でも治療に難渋することがある．伸筋腱損傷を取り扱うためには保存治療から手術まで適切な治療時期を逃さない幅広い知識が必要である．

◆編集顧問／栗原邦弘　中島龍夫
　　　　　　百束比古　光嶋　勲
◆編集主幹／上田晃一　大慈弥裕之

【ぺパーズ】
PEPARS No.134/2018.2◆目次

手指部熱傷の急性期治療 ……………………………………………………樫村　勉ほか　**49**
　　手指部熱傷の急性期の治療に関して，治療方針の決定，保存的治療，手術療法，
　　デブリードマン法，植皮法，固定法について述べる．また，われわれが経験した
　　手指部熱傷の症例を提示する．

四肢デグロービング損傷の治療 ……………………………………………島田賢一　**58**
　　デグロービング損傷においては，剝脱組織を愛護的に扱い，人工真皮，NPWT な
　　どを利用して再建を行う．

下肢軟部組織損傷の治療 ……………………………………………………岩尾敦彦ほか　**72**
　　受傷早期に確実なデブリードマンを行い，早期に創閉鎖を行うことは，術後合併
　　症の軽減に繋がる．さらに早期にリハビリテーションを開始することができる．

下肢重症開放骨折（Gustilo-Anderson ⅢB，C 型骨折）に対する Fix and Flap surgery
………………………………………………………………………………………藤岡正樹ほか　**82**
　　軟部組織損傷を伴う重傷四肢開放骨折の治療戦略として強固な骨固定に加えて
　　有茎・遊離皮弁による軟部組織再建を同時に行う Fix and Flap surgery は，新し
　　い標準的治療法として推奨されつつある．

四肢神経損傷の治療―実際の症例から学ぶ― ……………………………鳥谷部荘八　**89**
　　四肢末梢神経損傷においては，その正確な診断と適切な治療が重要である．診断
　　に必要な検査，神経縫合術，神経移植術，神経剝離術，術後管理，リハビリテー
　　ションについての基本的な事項と工夫点について述べる．また外傷を扱う形成外
　　科医・整形外科医として知っておきたい注意すべき疾患について，実際の症例を
　　提示する．

ライターズファイル……………………………前付 3
Key words index ……………………………前付 2
PEPARS　バックナンバー一覧……………105
PEPARS　次号予告……………………………106

「PEPARS®」とは Perspective Essential Plastic
Aesthetic Reconstructive Surgery の頭文字よ
り構成される造語．

好評増刷

カラーアトラス 爪の診療実践ガイド

●編集 安木　良博（昭和大学／東京都立大塚病院）
　　　 田村　敦志（伊勢崎市民病院）

目で見る本で臨床診断力がアップ！

爪の基本から日常の診療に役立つ処置のテクニック、写真記録の撮り方まで、皮膚科、整形外科、形成外科のエキスパートが豊富な図写真とともに詳述！
必読、必見の一書です！

2016年10月発売　オールカラー
定価（本体価格 7,200円＋税）　B5判　202頁

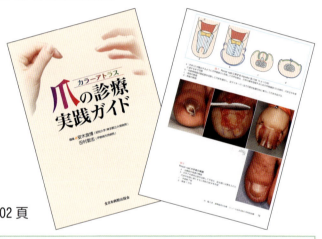

目 次

I章　押さえておきたい爪の基本
＜解　剖＞
1．爪部の局所解剖

＜十爪十色―特徴を知る―＞
2．小児の爪の正常と異常
　　―成人と比較して診療上知っておくべき諸注意―
3．中高年の爪に診られる変化
　　―履物の影響、生活習慣に関与する変化、ひろく爪と靴の問題を含めて―
4．手指と足趾の爪の機能的差異と対処の実際
5．爪の変色と疾患
　　―爪部母斑と爪部メラノーマとの鑑別も含めて―

＜必要な検査・撮るべき画像＞
6．爪部疾患の画像検査
　　―X線、CT、エコー、MRI、ダーモスコピー―
7．爪疾患の写真記録について―解説と注意点―

II章　診療の実際―処置のコツとテクニック―
8．爪疾患の外用療法
9．爪真菌症の治療
10．爪部外傷の対処および手術による再建
11．爪の切り方を含めたネイル・ケアの実際
12．腎透析と爪
13．爪甲剝離症と爪甲層状分裂症などの後天性爪甲異常の病態と対応

＜陥入爪の治療方針に関する debate＞
14．症例により外科的操作が必要と考える立場から
15．陥入爪の保存的治療：いかなる場合も保存的治療法のみで、外科的処置は不適と考える立場から

16．陥入爪、過彎曲爪の治療：フェノール法を含めた外科的治療
17．爪部の手術療法
18．爪囲のウイルス感染症
19．爪囲、爪部の細菌感染症
20．爪甲肥厚、爪甲鉤彎症の病態と対処

III章　診療に役立つ＋αの知識
21．悪性腫瘍を含めて爪部腫瘍の対処の実際
　　―どういう所見があれば、腫瘍性疾患を考慮するか―

コラム
A．本邦と欧米諸国での生活習慣の差異が爪に及ぼす影響
B．爪疾患はどの臨床科に受診すればよいか？
C．ニッパー型爪切りに関する話題

全日本病院出版会
〒113-0033　東京都文京区本郷 3-16-4　Tel：03-5689-5989
http://www.zenniti.com　Fax：03-5689-8030

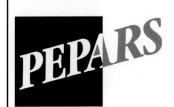

◆特集／四肢外傷対応マニュアル
重症四肢外傷における初期治療のあり方

土田　芳彦*

Key Words：重症開放骨折(severe open fracture)，デブリドマン(debridement)，血行再建(vascular repair)，整形形成外科的アプローチ(ortho-plastic approach)，軟部再建(soft tissue reconstruction)，骨再建(bony reconstruction)

Abstract　重症四肢外傷初期診療の担い手は「四肢外傷再建外科医」であり，初期治療から再建治療までの一貫治療が必要である．救急処置室での初期評価において血行再建やコンパートメント開放(筋膜切開)などの緊急処置の必要性を判断し，おおまかな治療プランを立てる．さらに手術室でのデブリドマンとその際の詳細な評価により，再建治療計画を具体的に決定する．すなわち，最終的な骨固定・骨再建，神経損傷の処置，筋・腱の機能再建はどうするのか，それらに合わせた軟部組織再建をどうするか，そしてこれらの治療を妨げない骨の仮固定をどのように施行するのかを一貫した方針として決定する．重症四肢外傷治療が他の四肢外傷と異なることは，圧倒的に時間的余裕がないことである．初期からの「四肢外傷再建外科医」の関与がこれほど必要な分野は他にない．

はじめに：重症四肢外傷初期診療の担い手とは？

本企画は「形成外科医のための四肢外傷対応マニュアル」であり，本稿では「形成外科医が押さえておくべき四肢外傷初期治療のポイント」を記載することが目的である．しかし，現在のところ四肢外傷の初期治療は整形外科医が担っており，その後に軟部組織再建の必要があれば形成外科医にコンサルトされることが多い．しかしながら，四肢外傷の中でも「重度四肢外傷」は，「四肢外傷再建外科医」による初期からの一貫治療が望ましいことは疑う余地がない．したがって，もし重度四肢外傷の軟部再建を手がけるのであれば，初期治療や骨・関節再建にも長けていなければならない．

もう一度言及するが，重症四肢外傷には一貫治療が必要である．まず，救急処置室での初期評価の段階で，血行再建やコンパートメント開放(筋膜切開)などの緊急処置の必要性を判断する．そして，今後のおおまかな治療プランを立て，さらに手術室でのデブリドマンとその際の詳細な評価により，治療計画をより具体的に決める．すなわち，最終的な骨固定・骨再建をどうするか，神経損傷の処置，筋・腱の機能再建，それらに合わせた軟部組織再建をどうするか，そしてこれらの治療を妨げない骨の仮固定をどのように施行するのかを，一貫した方針として決定しなければならない．重症四肢外傷治療が他の四肢外傷と異なることは，圧倒的に時間的余裕がないことである．初期からの専門家の関与がこれほど必要な分野は他にない[1]．

「四肢外傷再建外科医」とは誰なのか？　「整形外科医」であるとか「形成外科医」であるとかの「所属」の問題ではないことは自明である．それは，一貫した治療計画を策定し，それを実行する能力を有する医師である．以下に述べる事項を全て独力で判断し実行できなければ，重症四肢外傷患者を救うことはできない．

救急処置室における定型的評価と処置

重症四肢外傷は高エネルギー損傷であることが

---

* Yoshihiko TSUCHIDA，〒247-8533　鎌倉市岡本1370-1　湘南鎌倉総合病院外傷センター，センター長

表 1.「段階的デブリドマン」と「一期的(確定的)デブリドマン」

段階的デブリドマン	一期的(確定的)デブリドマン
数回に分けて施行	1 回あるいは 2 回で終了
明らかに駄目な組織のみ切除	可能な限り生存する組織のみ残す

多いため,常に「外傷初期診療ガイドライン Japan Advanced Trauma Evaluation and Care;JATEC™」による初期評価と外傷蘇生治療を行う.

重症四肢外傷のほとんどが緊急手術を要するため,救急隊,あるいは紹介元の病院からの情報に基づき,前もって手術室スタッフや麻酔科医に情報を伝え,できるだけ短時間で手術が開始できるよう準備しておく.

ER における四肢外傷の定型的評価法は確立されている.まずは,神経,血管損傷の評価を行う.損傷部以遠の動脈拍動を触知し,capillary refilling time を測定する.ドップラー聴診器による拍動の聴取を行い,さらに ABI(Ankle Brachial Index)を測定する.これらに異常所見があれば,血管造影 CT などの画像検索が必要となる.また末梢側の知覚評価と自動可動性の評価を行い,必ず記録しておく.

次に損傷四肢に変形があれば大まかに整復し,シーネ固定を行う.さらにポータブルによる X 線画像撮影を依頼しながら軟部組織の評価を行う.開放創のサイズや深さ,筋・腱損傷の大まかな評価を行い記録する.またデジタルカメラでの撮影は,診療録としての記録だけでなく,初療に立ち会えなかった医師との情報共有として有用であるので必ず行う.

抗生剤の早期投与の重要性はよく知られている.重症開放骨折はすでに細菌に汚染されており,抗生物質投与は予防的ではなく治療投与である.受傷 2～3 時間以内の投与が推奨され,まずは第一セフェム系でグラム陽性菌をカバーし,汚染が強ければアミノ配糖体を追加する.投与期間は Gustilo type Ⅰ,Ⅱにおいては 48～72 時間,type Ⅲは 120 時間投与が標準的である.破傷風予防については 5 年以内に免疫を受けているもの以外はテタノブリンおよびトキソイドを投与する.

以上を速やかに行い,可及的早期の手術室入室を目指す.

緊急手術のあり方

1.デブリドマンは再建の要である

Gustilo 分類 type ⅢB,ⅢC のいわゆる「重症開放骨折」では,初期治療におけるデブリドマンの質が治療の成否に大きな影響を与える.デブリドマンが適切に行われなければ損傷肢は容易に感染を起こし,患肢温存が難しくなる.重症四肢外傷の治療ができる医師は「遊離皮弁術ができる医師」ではなく,「きちんとしたデブリドマンができる医師」に他ならない.

デブリドマンには「段階的デブリドマン」と「一期的デブリドマン」がある.「段階的デブリドマン」は,明らかに駄目な組織のみを切除し,疑わしき組織は残すもので,繰り返し行う必要がある.一方,「一期的デブリドマン」は疑わしき組織を全て除去し,明らかに生存する組織のみを残存させるものである.「一期的デブリドマン」の場合,繰り返す必要性がないか,あるいは繰り返したとしても 2 回で終了させることができる.その結果,より早期に再建へ移行することができるため,これを「確定的デブリドマン」と呼ぶ(表 1)[2].

2.重症であればあるほど「確定的(一期的)デブリドマン」が必要(図 1)

「確定的デブリドマン」を遂行することは容易ではない.損傷状態や汚染がそれほどでもない時,外科医は比較的積極的なデブリドマンを行うことができる.それは切除しても十分に再建できる見通しがあるからだ.すなわち,組織の活性によって切除すべきかどうかを決定するよりも,再建できるか否かで決定する傾向があるのである.そして,Gustilo ⅢB において十分な切除をすることは再建への恐怖を抱かせ,デブリドマンに対して保守的になる.

しかし重症であればあるほど確定的デブリドマ

ンを完遂できるかどうかが，その外傷を再建できるか否かにつながる．特に AO 軟部組織損傷筋腱損傷分類における MT 4, 5 に相当する広範囲の筋腱損傷においては，デブリドマンは「コンパートメント単位」で行われる必要がある．損傷を受け活性を失った筋体がデブリドマンされずに残存すると，感染に極めて弱い状況となるからである．そのような外傷ほど確定的にデブリドマンがなされなくてはならないし，生じた死腔は出来るだけ早期に被覆・充填されなくてはならない．図 1 に確定的デブリドマンの事例を提示する．

3．疑念が残る場合には 24～48 時間後に再度デブリドマンを施行する

適切な判断により系統的なデブリドマンが施行されれば，それは即ち確定的デブリドマンがなされたことを意味し再建への道が開ける．創面には正常な組織面のみが残存していることだろう．しかし，もし外科医の努力にもかかわらずデブリドマンの十分さに疑問が残る場合は再建に移行してはいけない．24 時間あるいは 48 時間後に再度デブリドマンをするために手術室に戻らなければならない．特に強い土壌汚染や咬傷の場合は注意しなければならない．段階的デブリドマンが必要である．

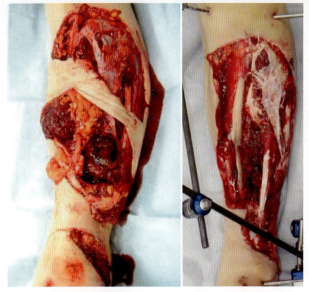

a|b　図 1．確定的デブリドマンの事例（下腿開放骨折 Gustilo type ⅢB）
　a：デブリドマン前
　b：デブリドマン後（血行不良な組織はすべて除去されている）

4．骨の安定化は初期治療における大きな目的の一つである（図 2）

骨組織と周囲軟部組織はお互いに強く影響を与え合う．すなわち骨を安定化することで，軟部組織の更なる損傷を防ぎ，炎症反応を抑えて浸出液や浮腫を減少させ，組織血流や治癒を促進することができる[3]．また骨のアライメントを矯正する

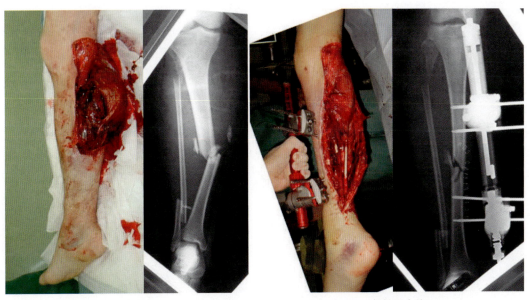

　　　a．受傷時　　　　　　　　　　　　b．創外固定後
図 2．骨折部仮固定の事例（創外固定によりさらなる軟部組織損傷を回避する）

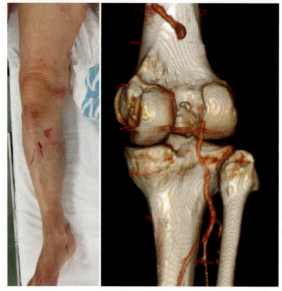

図 3．右膝関節脱臼に伴う膝窩動脈損傷
a：受傷時外観．下腿足部のチアノーゼ，阻血などの 5 兆候がすべて出現している．
b：造影 CT により動脈途絶部位が明瞭に描出されている．

ことで死腔や血腫を減少させ感染防御に役立つ．その一方で軟部組織状態が改善することにより骨癒合が促進する．このように，初回の治療において骨組織の解剖学的アライメントを獲得し安定化させることは，その後の治療に大きく影響を与える．図 2 は創外固定により骨安定化を得た事例である．

主要血管損傷の再建

1．早期の確実な診断が必要

診断の始まりは血管損傷のハードサインの認識である．ハードサインとは「拍動性の出血」，「増大する血腫」，「血管雑音」，「末梢脈拍の低下」，「阻血」の 5 徴候であり，ハードサインのない血管損傷はまずないと考えてよい．言い換えればハードサインがなければ血管損傷の有無を検索する必要は基本的にない．

一方，ハードサインを疑えばすぐに画像検索を行う．それには造影 CT や血管造影，エコーがあるが，どの検査を施行するかは，「それぞれの検査を完了するのにどれくらいの時間がかかるのか」と「その検査の信頼度はどれほどなのか」で決定される．血管造影は誰の目にも明らかな所見が得られるが，この診断に 1 時間以上も要していては治療には到達できない．一方エコーは簡便であるが，その信頼度は検者の力量によるところが大きい．現実的には造影 CT を選択するのが最も妥当である[4]（図 3）．

2．阻血時間短縮への重要なツールとして Temporary vascular shunt 法がある

損傷四肢に明らかな阻血の所見が認められ，それが筋体を多く含む場合，阻血許容時間は 6 時間以内と短く，可能であれば筋の不可逆性の阻血変化が起こる 3〜4 時間以内での血流再開が望ましい．そこで，Temporary vascular shunt を使用した阻血時間短縮を考慮する必要がある．

Temporary vascular shunt には，損傷血管の間にチューブをインターポジションする Temporary intravascular shunt[5]（以下，TIVS）と，送血路として健常部の大腿動脈から損傷部の末梢血管に送血を行う Cross limb vascular shunt[6]（以下，CVS）の 2 つの方法があるが，それぞれに利点と欠点が存在するので損傷病態によって使い分ける必要がある（図 4，5）．

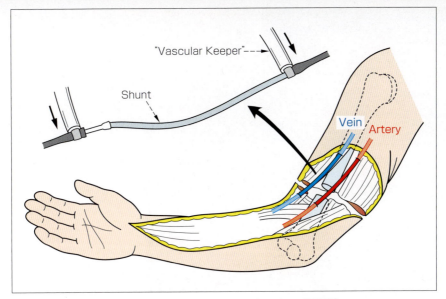

図 4. Temporary intravascular shunt（TIVS）

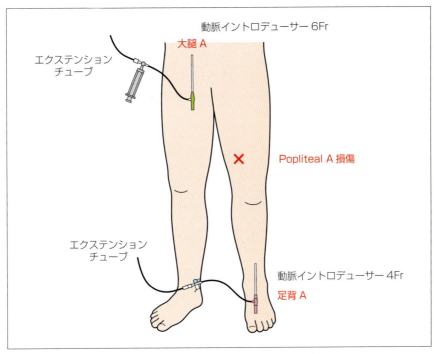

図 5. Cross limb vascular shunt（CVS）

3．Temporary intravascular shunt と Cross limb vascular shunt の使い分け

　筋体をあまり含まない下腿遠位の損傷レベルでは，そもそも Temporary vascular shunt の適応は少ない．阻血許容時間が長いことに加えて，四肢の遠位レベルであるがゆえに，物理的余裕のない末梢側血管に shunt tube を挿入することは，さらに血管を損傷させることになり得策でない．

損傷病態を，①切断や不全切断など，断端部が大きく露出し静脈還流の再建が必須のものと，②膝関節脱臼に伴う動脈損傷など，開放性損傷（軟部組織損傷）の強くない脱臼骨折などで断端部が露出しておらず静脈還流が保たれているものに分けて考えるのがよい．

　前者①の場合はそれぞれの断端部に動脈と静脈を同定しやすく TIVS のよい適応である．また

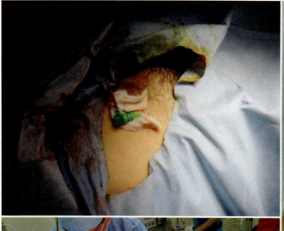
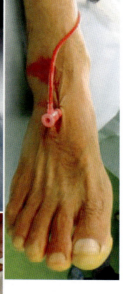
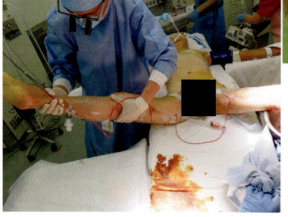

図 6.
図3で提示した右膝関節脱臼に伴う膝窩動脈損傷例である.
 a：健側の左大腿動脈に 6 Fr の動脈イントロデューサーを留置
 b：患側の右足背動脈を cut down し，4 Fr の動脈イントロデューサーを留置
 c：左大腿動脈と右足背動脈を連結（所要時間は手術室入室から 20 分程度）

静脈還流のコントロールが同時に可能なことが最大の利点であり, ほぼ 30 分以内に血行再開が可能である. このような大きな開放損傷に CVS を行うことは, 出血の観点から非常に危険である.

後者 ② の場合は断端部に血管を同定しづらく, また動脈血行のみを再建すればよいので, 健側の大腿動脈から損傷肢の末梢動脈へチューブをつなぐ CVS のよい適応である. この手法は容易であり 30 分以内に血行再開が可能である. 図 6 にCVS の実例を提示する.

再建の strategy

初期治療は再建に直結する. 初期治療が適切でなければ再建計画は策定できない. また, 再建計画を意図した初期治療でなければ意味がない. それゆえ, 本稿は「重症四肢外傷における初期治療のあり方」を解説するものであるが, 初期治療の先にある再建計画についても言及することにする.

初期デブリドマンの結果として, 骨欠損と軟部組織欠損が生じるが, その組み合わせにより再建方法は異なる. それには骨欠損は小さいが軟部組織欠損が大きい場合, 骨組織と軟部組織欠損が同等の場合, 骨欠損が大きく軟部組織欠損はさらに大きい場合などなど, 様々な組み合わせがある[7]（図 7）.

1．骨欠損は小さいが軟部組織欠損が大きい場合が大多数を占める．その場合，骨再建方法は難しくなく，成功のポイントは確実な軟部再建をすることに尽きる

骨欠損が楔状か, あるいは分節状だとしても数 cm 以内であり, 骨欠損よりも軟部組織欠損が大きい場合だが, この組み合わせが実は最も多く, 筆者の臨床経験では 70％ほどがこれに相当する[7]. 皮弁形成術は必須であるが, 骨再建方法は難しくなく, その治療は比較的単純である. 成功のポイントは確実な軟部再建をすることに尽きる.

損傷の範囲が広ければ, もちろん有茎皮弁ではなく遊離皮弁術が適応となる. また皮弁術選択の

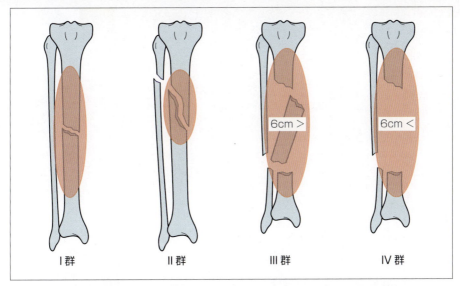

図 7. 4 種類に分けられる Gustilo ⅢB 開放骨折（文献 7 より引用改変）
Ⅰ群：骨欠損が部分欠損以下と骨欠損範囲を越える軟部組織欠損
Ⅱ群：骨欠損と軟部組織欠損がほぼ同大
Ⅲ群：6 cm 以下の分節状骨欠損と骨欠損範囲を越える軟部組織欠損
Ⅳ群：6 cm 以上の分節状骨欠損と骨欠損範囲を越える軟部組織欠損

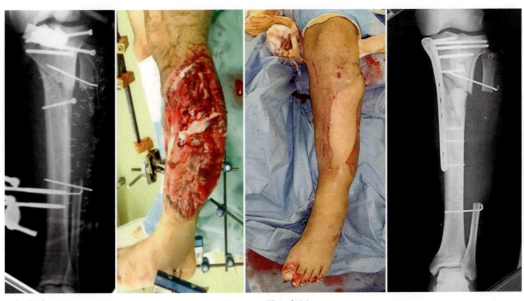

a | b | c | d

図 8．Ⅰ群の事例
a：骨欠損はほとんどない．
b：軟部組織欠損範囲は広い．
c：遊離広背筋皮弁にて軟部組織欠損を再建
d：骨再建は容易である．

基準は損傷の範囲だけではない．外傷例において有茎皮弁は部分壊死の危険性が高く，下層組織の活性に疑念がある開放骨折では軟部組織再建は 100％ であることが求められる．部分壊死が生じれば，それが小さくとも感染が惹起される危険性が高くなる．したがって，確実な軟部組織再建は有茎皮弁ではなく遊離皮弁術を中心として考えるべきである[8]．本病態の事例を提示する（図 8）．

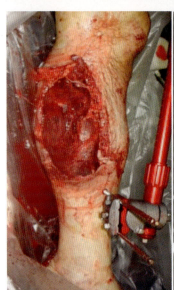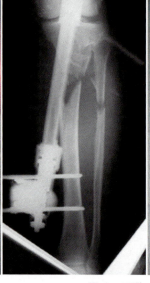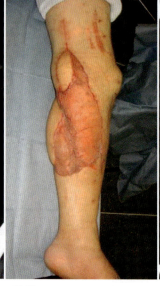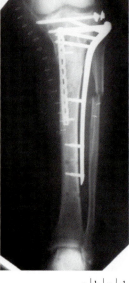

図 9．Ⅲ群の事例　　　　　　　　　　　　　　　a｜b｜c｜d
a：軟部組織損傷範囲は広い．
b：分節状骨欠損は 5 cm ほどである．
c：遊離広背筋皮弁にて軟部組織欠損を再建
d：Plate による骨接合と Masquelet 法による骨欠損再建

2．骨欠損も軟部組織欠損も大きい事例は重症な事例であり，最も治療が難しい

　最も重大な損傷は，骨欠損が分節状で 8～10 cm 以上と大きく，軟部組織損傷はさらに大きい場合であるが，幸いにもこういった症例は多くない．この困難な症例に対処するには完全な軟部組織再建が大前提であり，それを達成するには遊離皮弁術を施行するしかない．100％の軟部再建が成されれば，骨再建には幾つかの選択肢がある．それはイリザロフ法[9]あるいは Masquelet 法[10]であり，骨欠損長が 10 cm 以上と大きければ血管柄付き骨移植術の適応と言える[11]．

　大きな骨欠損に対してイリザロフ法なのか血管柄付き骨移植術なのかという議論は現在まで続いてきた．傷病の多様性から，その比較検討は困難であり報告も少ない．その中でも 2008 年の El-Gammal による報告では，両者とも機能成績，合併症率にあまり相違はないものの，骨欠損長が 12 cm 以上では血管柄付き腓骨移植術，12 cm 以下ではイリザロフ法との指針を出している[11]．

　Masquelet 法についてはセメントスペーサー留置後の自家骨移植にて最大 25 cm の骨欠損に対する再建が可能であると報告されている[12]．しかし，大きな骨欠損に対して単独の再建方法として用いるには，ドナー側の問題が無視できない．実際の症例は多様性が高く，知識と経験のある再建外科医による事例ごとの判断が必要である．本病態の事例を提示する（図 9）．

3．骨損傷が関節部や足部に及ぶ場合は，早期に十分な皮弁形成術の上で骨関節再建を施行する

　骨損傷が関節部や足部に及ぶ場合には特別な考え方が必要である．骨幹部の損傷や欠損は例え陳旧例となっても矯正可能だが，陳旧性の関節内骨折は矯正困難である．瘢痕や拘縮が不可逆的になる前，すなわち 1～2 週間以内に観血的整復内固定術を施行すべきである．ところが，軟部組織が安定化しないために骨接合術に踏み切れない場合も多々ある．そういった場合には，より積極的な軟部組織再建を施行して確定的骨再建をするべきである．その関節内骨折において，もしも「観血的整復内固定術」が必要であるならば，それを選択し，軟部組織はあえて皮弁術によって再建する，というのが標準的になる時代がやがてやってくる．

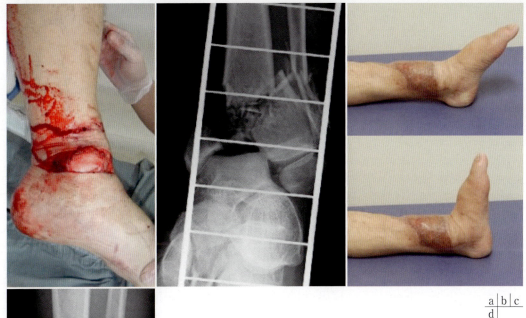

図 10.
足関節部の粉砕骨折と軟部組織欠損
　a：足関節軟部組織損傷は中等度である．
　b：足関節の粉砕骨折を認める．
　c：遊離広背筋皮弁にて軟部組織欠損を再建
　d：Plate による関節部再建．良好な機能が獲得されている．

本病態の事例を提示する（図10）．

まとめ：peer review meeting の必要性

重症四肢外傷治療には一貫性が必要である．一貫性とは考え方のそれであり，根底には再建哲学が必要である．それは「骨接合術」や「皮弁形成術」などの個々の医療技術の集合体では決してない．こういった再建哲学は如何にして確立されるのであろうか？

それは，事例をもとにした「peer review 会議」を開催し，討論し続けることである．有識者が論理的に討論することによって，「如何に再建されるべきか」の知見が蓄積される．重症四肢外傷治療に携わる医師は「整形外科医」であれ「形成外科医」であれ，全員がこの会議に参加しなければならない．そうでなければこの分野の進歩から取り残され，患者が不幸になるばかりである．

参考文献

1) Machens, H. G., et al.：Interdisciplinary decision making and staging of treatment. Manual of soft-tissue management in orthopaedic trauma. 1st edition, Volgas, D. A., ed. 82-85, Thieme, New York, 2012.

2) British Association of Plastic Reconstrutive and Aesthetic Surgeons. "Guidelines for wound debrident (exision)" and "Bone exposure, decontamination, and preservation : Debridement". Standards for treatment of open fractures of the lower leg. Nanchahal, J. (Chairman). 13-19, the Royal Society of Medicine Press Ltd, London, 2009.

3) Teasdall, R. D. : Role of fracture stabilization. Manual of soft-tissue management in orthopaedic trauma. 1st edition. Volgas, D. A., 96-97, Thieme, New York, 2012.

4) Feliciano, D. V. : Evaluation and management of peripheral vascular injury. Part I. Western Trauma Association/Critical Decisions in Trauma. J Trauma. **70**(6) : 1551-1556, 2011.

5) Tallor, J., et al. : Temporary vascular shunts as initial treatment of proximal extremity vascular injuries during combat operations : The new standards of care at the Echelon II facilities? J Trauma. **65** : 595-603, 2008.

6) Lee, Y. C., et al. : Temporary femoral-radial arterial shunting for arm replantation. J Trauma. **70** : 1002-1004, 2011.

7) 土田芳彦．重症下腿開放骨折における骨軟部再建．日マイクロ会誌. **29** : 001-006, 2016.

8) Pollak, A. N., et al. : Short-term wound complications after application of flaps for coverage of traumatic soft-tissue defects about the tibia. The Lower Extremity Assessment Project (LEAP) Study Group. J Bone Joint Surg Am. **82-A** : 1681-1691, 2000.

9) Fletcher, M. D., Solomin, L. N. : Definitive management of significant soft tissue loss associated with open diaphyseal fractures utilising circular external fixation without free tissue transfer, a comprehensive review of the literature and illustrative case. Eur J Orthop Surg Traumatol. **25** : 65-75, 2015.

10) Masquelet, A. C., Begue, T. : The concept of induced membrane for reconstruction of long bone defects. Orthop Clin North Am. **41** : 27-37, 2010.

11) El-Gammal, T. A., et al. : Management of traumatic tibial defects using free vascularized fibula or Ilizarov bone transport : a comparative study. Microsurgery. **28** : 339-346, 2008.

12) Masquelet, A. C., et al. : Muscle reconstruction in reconstructive surgery : soft tissue repair and long bone reconstruction. Langenbecks Arch Surg. **388** : 344-346, 2003.

◆特集/四肢外傷対応マニュアル
指尖部欠損の治療

中野貴光[*1] 竹内正樹[*2]

Key Words：指尖部欠損(fingertip defect)，再建(reconstruction)，局所皮弁(local flap)，遠隔皮弁(distant flap)，遊離皮弁(free flap)，爪床(nail bed)

Abstract 指尖部は外傷を受けやすい部位であるが，機能的・整容的に重要な部位である．再建には良好な知覚の再建，長さの温存，爪の形態の再建など，様々な条件を考慮する必要がある．また，社会的背景や合併症などにより再建の方法が制限されることもある．指の安静により関節が拘縮すると機能的な犠牲が大きくなるため，特に高齢者では治療の選択肢が限定される．基本的に指腹部では良好な知覚の再建が求められ，指背部では爪の形態の良好な再建が求められる．損傷部位別の基本的な治療の選択肢をマスターしたうえで，個々の症例に応じて最適な治療法を選択する必要がある．

はじめに

指尖部は手指の最も末梢に位置するため，スライサーや包丁などによる料理中の損傷，機械に巻き込まれるなどの労働中の損傷，動物に咬まれる，ドアや重い荷物に挟むなど，様々な理由で外傷を受けやすい部位である．また，受傷の瞬間に手を引くことによる剝脱創が多い部位でもある．

指尖部は複雑かつ繊細な構造を持ち，指腹部は手の中でも最も大切な知覚器官であり，機能的に重要な部位である．また爪は指尖部の軟部組織に対して背側へのたわみを防ぐ効果があり，つまみ動作に重要な役割を持ち，機能的にも整容的にも重要な部位である．

指尖部の定義としては玉井のZone分類[1]でⅠとⅡもしくは石川のSubzone分類[2]でⅠ～ⅣのDIP関節以遠を表すことが多い．指動脈のアーチもしくは近位爪郭縁レベルより中枢となる玉井のZoneⅡもしくは石川のSubzoneⅢより中枢ではたとえ爪母が残っても支えとなる末節骨が足りないために良好な爪の形態再建は困難となる．

治療法の選択は社会的背景，年齢，職業，性別，合併症，長期間の治療の可否など様々な要素を考慮して行う必要がある．基本的に指の短縮はできるだけ少なく，知覚のよい指尖部を再建するように努める．新鮮な切断の場合には知覚も含めて再接着を行うのが最もよいとされるが，本稿では何らかの理由により再接着できない場合や二次的な再建など，指尖部の組織が欠損している場合について述べる．

指尖部再建に関する基本知識

指尖部は指腹部と背側すなわち爪床部に分けて考える必要がある．指腹部は知覚が重要であり，特に母指は両側，示指・中指は母指とのつまみ動作のために橈側の知覚が，小指はものに触れる際に尺側の知覚がより重要となる．

良好な爪の再生には爪床が重要である．良好な爪床再生には健全な爪母と末節骨が残っていることに加え，爪床再生を妨げない皮弁や全層植皮などの柔らかな組織による被覆が重要である[3]．

[*1] Yoshimitsu NAKANO，〒276-8524 八千代市大和田新田 477-96 東京女子医科大学八千代医療センター形成外科，准講師
[*2] Masaki TAKEUCHI，同，教授

麻酔法

指尖部欠損の場合には，駆血には基節部でのゴムバンドやネラトンチューブなどでの圧迫で手術可能な場合も多い．その場合には手掌部での指神経ブロックもしくは中手骨間ブロックでも十分である．基節部での Oberst block は簡便であるが，手外科領域，麻酔科領域の教科書共に循環障害の恐れがあるとされているので注意されたい[4)5)]．筆者は入院できる患者の場合には原則としてエコーガイド下で腋窩＋筋皮神経ブロックを用いることにしている[4)]．理由としては最大10時間ほどの効果時間があり，術後の疼痛対策，安静に有効であること，前腕や上腕でターニケットを用いた駆血ができるので指の手術操作に邪魔にならないことなどが挙げられる．基節部での駆血では，指神経血管柄前進皮弁などは困難となる．上腕では内側上腕皮神経の領域で麻酔効果が不十分なはずであるが，筆者の経験上ターニケットペインの訴えは少なく，1時間以内ならば問題なく駆血可能である．前腕で駆血すれば，筋皮神経をブロックすることでターニケットペインは回避可能である．欠点としては麻酔効果発現にやや時間がかかる場合があることであるが，効果時間が長いので入室前に病棟や外来であらかじめブロックを行うことも考慮するとよいであろう．場合によっては効果が出るまで指神経ブロックを併用してもよい．上記のようなメリットがあり，習熟すれば切断指再接着などの時間のかかる手術も十分可能である．緊急手術の際にも手術室の都合をつけやすくなるので，普段から積極的に用いて習熟すべき手技であると考える．その他の腕神経叢ブロックには斜角筋間法，鎖骨上法，鎖骨下法などがあるが，指の手術の際には腋窩ブロックで全て対応可能である．

各種治療法

1．保存的加療

骨が突出していない場合には，手指は保存的加療でも人工真皮移植のみでかなり上皮化する．新鮮な切断創の場合で，切断末梢指がない場合には骨を突出しない程度まで短縮して人工真皮移植を行うと，1 cm 径程度の創面なら時間はかかるが上皮化させることが可能である．古典的にはアルミホイル法などがあるが，現在では人工真皮がよいと考える．その他にも様々な創傷被覆材を使用する報告や，NPWT を使用する報告もある[6)]．しかし，簡便であること，感染がなければ交換の必要がなく疼痛管理の面でも有効なことから我々は通常人工真皮を使用している．皮弁などで再建する場合も，指尖部での保存的加療は色調，知覚の回復共に良好なため，無理して完全な創閉鎖を行わず，一部 raw surface を残して上皮化させてもよい[7)]．

2．指神経血管柄前進皮弁

皮膚を切開して皮下組織を剥離するのみの通常の VY 前進皮弁では 5 mm ほどしか前進しないと考えた方がよい．VY 前進皮弁のみでは多くの場合には骨をやや短縮することが必要となる．進展皮弁を行う場合には，神経血管柄を確保して進展させる神経血管柄前進皮弁を行うことにより 1～1.5 cm の欠損を被覆可能である．知覚障害，血流障害を防ぐためにルーペもしくは顕微鏡を用いた慎重な操作が望ましいが，指腹～指尖部損傷の治療手段として非常に有用である．Oblique triangular 法（図1）や，厳密な意味での指神経血管柄前進皮弁とは異なるかもしれないが，母指に有効な Volar flap advancement 法など様々なバリエーションがある[8)]．

3．同一指指背皮弁・指動脈背側枝皮弁

受傷指の背側の皮膚を遠位茎の皮弁または島状皮弁として挙上し，欠損部に移動させる皮弁である[9)]．皮弁採取部には全層植皮を行う（図2）．手技的に比較的容易な皮弁であり，皮弁移動の自由度が高く，かなりの広範囲の欠損を覆うことができるため，切断端の骨が突出している症例にも応用可能で，知覚の回復も良好である．神経血管柄前進皮弁と組み合わせる方法もあり，より自由度の高い再建が可能である[10)]．

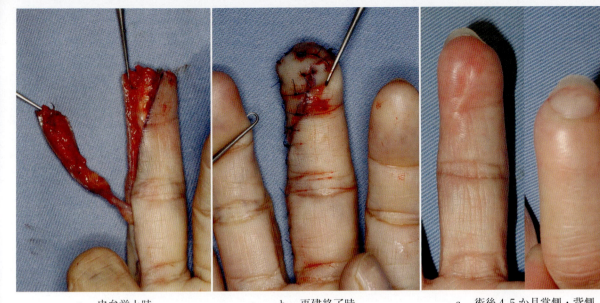

a．皮弁挙上時　　　　　b．再建終了時　　　　　c．術後 4.5 か月掌側・背側

図 1. Oblique triangular 法

42歳，女性．金属製の扉に挟んで受傷．再接着術を施行するも血流不全となった．受傷後 7 日目に Oblique triangular 法にて再建術を施行した．知覚，形態共に良好な中指が再建された．

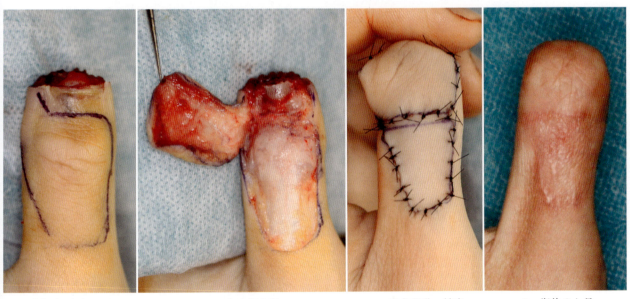

a．受傷時・皮弁デザイン　　　b．皮弁挙上時　　　c．皮弁移動＋植皮　　　d．術後 6 か月

図 2. 同一指指背皮弁

38歳，男性．仕事中に食品加工用機械にて左母指切断受傷．切断指は粉砕しており再接着は不可能であった．同一指指背皮弁により受傷当日に再建術を施行した．IP 関節に拘縮なく，知覚も良好であり，早期社会復帰が可能であった．

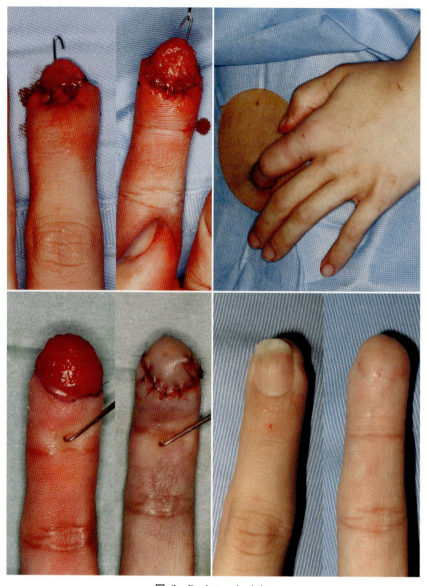

図 3. Pocket principle
19 歳，男性．仕事中，機械に挟まれて左示指切断受傷．再接着を行い，静脈移植し一旦血流再開したもののすぐに血流が途絶えた．なるべく長く指を残したいという希望が強く，脱上皮して腹部に埋め込み，術後 20 日目で切り離しを行った．上皮化傾向が乏しかったため，左足底部土踏まず部位より分層植皮術を施行し，良好な形態の示指が再建された．
　　　a：脱上皮して固定背側・掌側　　　　b：腹部に埋め込み
　　　c：植皮前掌側・分層植皮後掌側　　　d：術後 1 年背側・掌側

4．Pocket principle

　Composite graft では生着が望めない組織量の場合に，切断部の皮膚を脱上皮して縫合・骨固定後に皮下ポケットに埋入する方法である．切断端の新生血管が再生する約 2 週間後に取り出す．この方法により血管吻合を行わずに再接着が可能である[11]．

　脱上皮の深さなど，様々な要素により結果は変わってくると思われるが，抜去後の上皮化に時間のかかる症例も多く，数か月して萎縮する例もあり，合併症も多いとされる．しかし，再接着ができない症例で，組織量から Composite graft での生着が望めない場合に骨と指の長さを温存するためには有意義な方法である．我々は上皮化が悪い場合には足底土踏まず部位からの分層植皮を行うことで治療期間の短縮と合併症の回避を図っている（図3）．

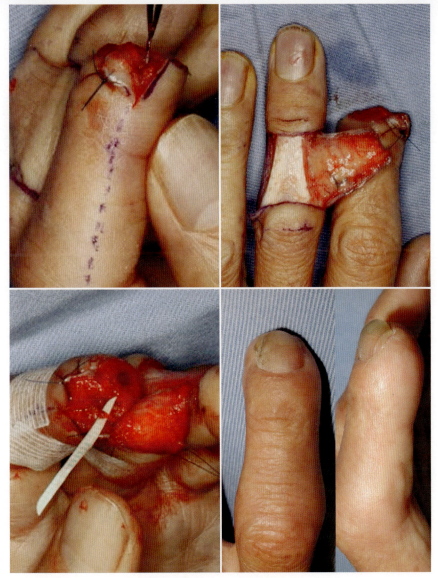

図 4. 指交叉皮弁＋神経縫合法
63 歳，男性．組み立て作業中に引きちぎられて左示指切断受傷．近医整形外科で縫合され，保存的治療を行われたが壊死に陥った．骨露出を認め，受傷後 12 日目に指交叉皮弁＋神経縫合法にて再建術を行った．爪も再生し，良好な知覚・形態の示指が再建された．
a：示指側面・橈側の神経を同定　　　b：中指中節部より皮弁挙上
c：皮弁の神経と示指橈側の神経を縫合　　d：術後 9 か月背側，側面

5．指交叉皮弁法

指尖部の皮膚欠損部を損傷指以外の指背から有茎皮弁を挙上反転して被覆する[12]．指尖部〜指腹部の欠損に適応がある．通常隣接指の中節部背側の皮膚を用いるが，母指の場合には示指の基節部もしくは中指の中節部の皮膚を用いる．皮弁採取部は全層植皮を行い，tie-over 固定を行う．知覚が劣ることが欠点とされるが，神経縫合を付加することで，知覚皮弁とすることも可能である（図 4）．応用としては脂肪筋膜指交叉皮弁がある[13]．真皮下血管網を含めた矩形皮弁を従来の指交叉皮弁と対側または中枢側基部で挙上する．次に，再建予定指側の側正中部を基部とした脂肪筋膜弁を，伸筋腱上の腱傍組織は残し皮下静脈を含めて挙上し再建部位に移植する．皮弁に裏表がないため指背部にも適応可能であり，薄く柔らかいため

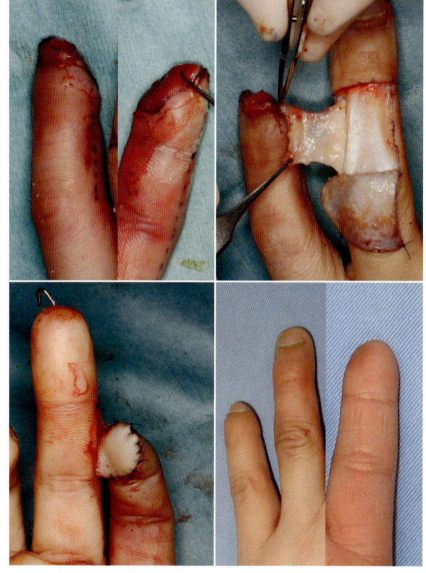

図 5. 脂肪筋膜指交叉皮弁 + 小指球部よりの全層植皮法
25 歳,男性.仕事中に台車が転倒した際に挟んで左小指切断受傷.再接着術を施行するも血流不全となった.感染を認めたため,デブリードマン,抗生剤点滴で感染コントロール.末節骨の露出を認め,受傷後 14 日目に脂肪筋膜指交叉皮弁 + 小指球部よりの全層植皮法にて再建術を施行した.皮弁採取部,移植部共に整容的に満足のいく結果である.
 a:術前背側・掌側
 b:環指中節部より脂肪筋膜弁を挙上
 c:脂肪筋膜弁移植 + 小指球部よりの全層植皮
 d:術後半年皮弁採取部の瘢痕も目立たず,小指の形態も良好である.

比較的自由に形状を細工可能である(図 5).皮弁採取部の整容的犠牲も少ない.筆者らは指交叉皮弁を行う際には,術後の関節拘縮予防として術後数日から皮弁に緊張がかからない範囲で積極的にリハビリテーションを行うこととしている.中指の指尖部欠損の場合には,中指をかなり屈曲位にする必要があり,DIP 関節,PIP 関節の可動域が非常に制限される.皮弁切り離し前にはリハビリテーションが困難になるため,術後の関節拘縮に特に注意する必要がある.

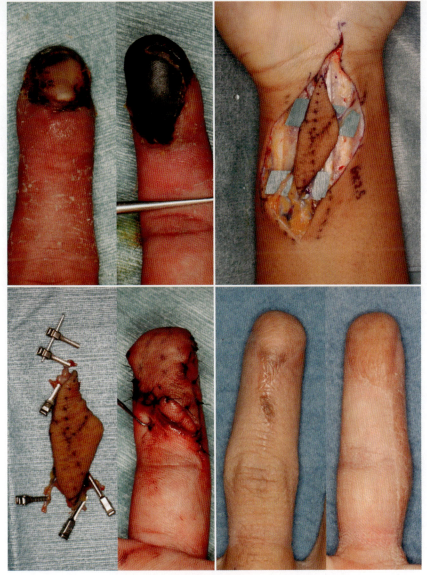

図 6. 静脈皮弁
19 歳，男性．仕事中にガラス板に挟まり右中指剝脱創受傷．他院で縫合するも壊死に陥った．壊死部分を除去したところ，末節骨が露出したが，骨膜の血流は保たれていた．前腕より 2.5×6 cm の静脈皮弁を採取し，背側指静脈に 2 本，橈側指動脈に吻合した．指の長さが保たれ，ピンチも可能であり，仕事に復帰した．

a：術前背側・掌側　　b：右前腕より静脈皮弁挙上
c：採取皮弁・移植後　　d：術後 1 年背側・掌側

6．遊離皮弁(静脈皮弁・Wrap around flap など)

剝脱創による骨突出がある場合には，遊離皮弁は長さを温存するために有用な方法である．各種の遊離皮弁の中でも静脈皮弁は皮弁採取部の犠牲が少ないこと，薄い皮弁を移植可能なことから指尖部欠損の治療に非常に有用である(図 6)[14]．母指の指尖部欠損の際には長さを保てること・整容性両方の観点から Wrap around flap は非常に有用な方法である(図 7)[15]．

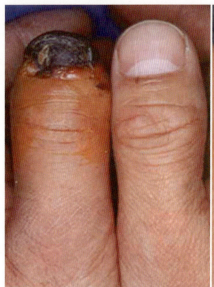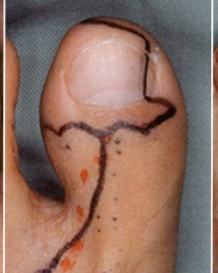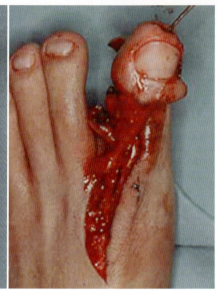
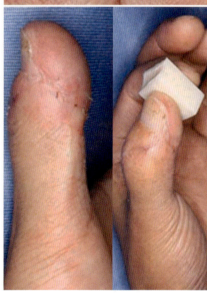

図 7.
Wrap around flap
36 歳，男性．母指切断に対して再接着術施行するも壊死に陥った．壊死部分を除去し，左第Ⅰ趾より Wrap around flap による再建術を施行した．指腹部の知覚も良好に回復し，機能的・整容的に良好な母指が再建された．
　a：術前
　b：左第Ⅰ趾皮弁デザイン
　c：皮弁挙上
　d：術後 8 か月側面・ピンチ可能である

7．腹部皮弁・手掌皮弁

　古典的な方法ではあるが，手技的に容易であり，大きな組織欠損にも対応できる．手掌皮弁は手掌側の欠損に用いる場合，カラーマッチに優れており，知覚の回復も比較的良好とされる（図 8）．しかし，2 週間以上の屈曲位での固定を必要とするため，術後関節拘縮のリスクが高く中高齢者では注意が必要である．腹部皮弁では関節拘縮のリスクは低いが皮弁切り離しまでの日常生活の制限は大きい．腹部皮弁を用いる場合にはなるべく皮下脂肪を取り除いて薄い皮弁にして用いることが整容的にも機能的にも重要である．

損傷部位別の治療法選択（図 9）

　各損傷部位および損傷程度による再建法の各論を以下に述べる．実際には中枢側の損傷程度などで選択肢が限られる場合があり，剝脱創による骨突出がある場合には個々の症例でかなりの差がでてくる．

1．爪床欠損

　爪床が欠損し，骨の欠損が少なく，爪母が温存されている時には，人工真皮移植がよい．最大で爪床の 3/4 の欠損でも綺麗な爪甲が再生したとの報告がある[16]．人工真皮移植に際し，後日植皮術を行う際には 2〜3 週でシリコン膜を除去して植

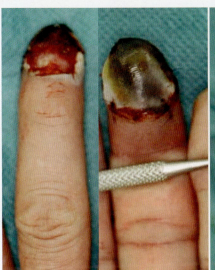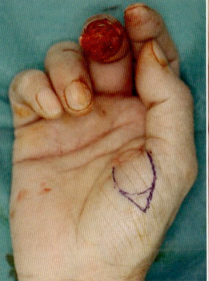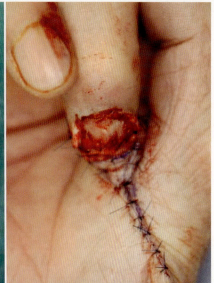

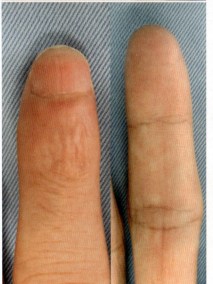

図 8.
手掌皮弁法
58 歳,男性.仕事中に鉄板に挟まり受傷.再接着術を施行するも血流不全となり,受傷後 8 日目に手掌皮弁による再建術を施行.術後 10 日目に切り離しを施行した.良好な形態の中指が再建されている.
　a:術前
　b:母指球部皮弁デザイン
　c:皮弁移植後
　d:術後 6 か月背側・掌側

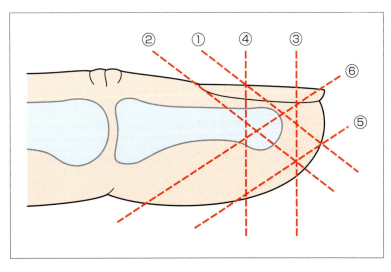

図 9.
損傷部位別の治療法選択肢
① 人工真皮移植
② 同一指指背皮弁,脂肪筋膜指交叉皮弁,骨短縮して掌側よりの皮弁
③ 人工真皮移植,VY 前進皮弁,神経血管柄前進皮弁
④ 神経血管柄前進皮弁,同一指指背皮弁,指交叉皮弁,手掌皮弁,腹部皮弁
⑤ 人工真皮移植,VY 前進皮弁,神経血管柄前進皮弁
⑥ 神経血管柄前進皮弁,同一指指背皮弁,指交叉皮弁,手掌皮弁,腹部皮弁

皮を行うのが通常であるが，そのまま上皮化させる場合には上皮化がほぼ完成する 3〜4 週まで温存してもよい．3/4 以上の欠損の場合には骨露出があることも多く，皮弁か植皮での再建を行う．

爪床の再生が不良であった場合には，後日第 I 趾からの爪床移植を行うことを検討する．

2．母指の損傷

母指は機能的に最も重要な指であり，たとえ治療期間が多少長くなっても骨は短縮せず，可能な限り長く残すことを考慮すべきである．石川の Subzone II より中枢では同一指指背皮弁はよい適応であり，知覚の回復もよい．また指交叉皮弁も示指基節部，または中指中節部より移植した場合，皮弁切り離し前から各関節の可動域は良好であるため，関節拘縮のリスクが低い．示指から移植する場合には，指動脈を血管柄として島状皮弁として，示指橈側の背側指神経を母指尺側の固有指神経と縫合する示指基節部背側皮弁という知覚皮弁がある[17]．Volar flap advancement 法も島状の神経血管柄前進皮弁と比較すると容易であり，知覚の点からも母指は最もよい適応である．術後しばらく末節の屈曲変形が残るとされるが，母指は力の強い指であり，自然矯正が期待できる．母指に関しては長さが非常に重要であり，Wrap around flap などの遊離皮弁による再建も検討すべきである．

3．指尖部横切断

石川の Subzone II で骨が大きく露出している場合には骨を被覆すること，爪の変形を防ぐことの両方の観点から，皮弁による再建が望ましい．正常な爪床がほとんどない症例で保存的加療を行うと，高度の爪変形をきたす．長径 1〜1.5 cm までの欠損であれば，手掌側よりの指神経血管茎前進皮弁により被覆することで，知覚の良い再建が行える．骨前方を皮弁で覆い，爪床の支えを作ることで爪変形もある程度は回避可能である．石川の Subzone I の場合には，骨の露出が少なく，欠損も小さいため人工真皮移植で良い場合が多い．石川の Subzone III より中枢では爪の再建が不要となるため，同一指指背皮弁もよい適応となる．

4．指尖部側方斜切断

最も単純な方法は骨を短縮し，長く残っている方の皮膚を倒して被覆する方法である．VY 前進皮弁を利用することで，被覆はより容易になる．Oblique triangular 法などの指神経血管茎前進皮弁を用いれば骨の短縮は不要もしくは最小限にとどめることが可能となる．骨の露出がなく，欠損が 1 cm 以下の範囲であれば人工真皮移植でよい．

5．指尖部掌側斜切断

長径 1〜1.5 cm までの欠損であれば，手掌側よりの指神経血管茎前進皮弁により被覆することが可能である．それを越える大きさの欠損の場合には，指交叉皮弁や手掌皮弁，腹部皮弁，同一指指背皮弁・指動脈背側枝皮弁などが適応となる．横切断と比較して同一指指背皮弁の皮弁茎部から欠損部位までが近くなることが多く，有用性が増す．知覚を考えると指交叉皮弁の場合には神経縫合を付加することを検討してよいであろう．

6．指尖部背側斜切断

背側は爪床の直下に末節骨が存在し，骨が露出しやすい．骨が欠損している場合には骨断端部分まで短縮して基本的には手掌側よりの皮弁で骨断端を被覆する．骨の血流が保たれており，爪床欠損が爪床の 1/2 程度であれば，前述のように人工真皮移植でよい．骨が残存しているが骨折などにより血流が悪い場合には Pocket principle もしくは同一指指背皮弁，脂肪筋膜指交叉皮弁などを用いて血流の良い組織で被覆することで骨の温存が可能になる．なるべく爪の再生を邪魔しないような方法での再建が望ましいが，骨の血流が回復した後に後日足趾よりの爪床移植などで修正することも可能である．

7．剥脱創による骨突出

骨が突出している状態の場合，手掌側からの指神経血管茎前進皮弁のみでの被覆は困難である．腹部皮弁，手掌皮弁，指交叉皮弁などはよい適応となる．同一指指背皮弁・指動脈背側枝皮弁であれば，指尖部の知覚の回復も期待できる．知覚の重要な手掌側は指神経血管茎前進皮弁で，背側は他の皮弁や植皮，または人工真皮移植などと組み

合わせることも考慮する．広範囲な剝脱創の場合には，静脈皮弁などの遊離皮弁も考慮したい．

まとめ

指の外傷の治療に際して最も重要なことは機能的障害を残さないことである．本稿で述べた以外にも様々な術式があるが，術者の技量を超えた複雑な皮弁を試みて皮弁壊死や神経障害をきたすことは絶対に避けなければならない．また長期間の安静を行うと特に高齢者では関節拘縮になるリスクがあり，外傷のない隣接指も関節拘縮をきたすことがある．高齢者では指の機能低下を防ぐ目的による治療期間短縮のために断端形成を行った方がよい場合も多い．二次的に手術を行う場合で，関節拘縮がすでに始まっている場合には治療を急がずに，一旦リハビリテーションを行ってから手術を行うことで，関節拘縮の悪化を予防できる．保存的加療でもかなり上皮化すること，知覚の回復も良好なことを忘れてはならない．また，長期間の治療により社会復帰が困難になるケースもあるため，患者のニーズに合った治療法を選択することが必要である．

参考文献

1) Tamai, S.：Twenty years' experience of limb replantation—review of 293 upper extremity replants. J Hand Surg Am. **7**：549-556, 1982.
2) 石川浩三ほか：手指末節切断に対する新しい区分法(Zone分類)血管吻合の適応とその限界レベルについて．日マイクロ会誌．**3**：54-62，1990.
   Summary　手指末節切断を血管の走行で分類した区分法．手指末節切断に対する現在のスタンダードな分類．
3) Ogo, K.：Does the nail bed really regenerate? Plast Reconstr Surg. **80**：445-447, 1987.
4) 津下健哉：私の手の外科―手術アトラス―．改訂第4版，南江堂，2006.
   Summary　手外科の標準的教科書．手外科医必読の書．
5) 浅田　章：局所麻酔　その基礎と臨床．162-163，克誠堂出版，2004.
6) 山口梨沙ほか：局所陰圧閉鎖療法による指尖部損傷の治療　治療期間，指尖部機能，指尖部形態の評価．創傷．**5**：137-144，2014.
   Summary　骨の露出する指尖部損傷も局所陰圧閉鎖療法で治療可能なことを報告した．
7) 長谷川健二郎ほか：【形成外科医のための手外科の基本】指尖部再建　再接着 vs 保存的治療．形成外科．**57**：S55-S61，2014.
8) 福本恵三ほか：【指尖部損傷に対する再建術】皮弁を用いた指尖部損傷の治療．形成外科．**57**：1223-1232，2014.
   Summary　指尖部損傷に対する各種皮弁による再建法が述べられている．
9) 尾郷　賢ほか：指の掌側皮膚欠損に対する同一指指背皮弁の応用．日手会誌．**4**：707-708，1987.
   Summary　指背皮弁による掌側欠損の被覆法についての報告．
10) 岩澤幹直：【指尖部損傷・指切断対応マニュアル】指動脈背側枝を利用した指尖再建術．MB Orthop. **26**：37-42，2013.
11) Brent, B.：Replantation of amputated distal phalangeal parts of fingers without vascular anastomoses, using subcutaneous pockets. Plast Reconstr Surg. **63**：1-8, 1979.
    Summary　Pocket principle について報告した最初の報告．
12) Gurdin, M., et al.：The repair of surface defects of fingers by trans-digital flaps. Plast Reconstr Surg. **5**：368-371, 1950.
    Summary　指交叉皮弁について報告した最初の論文．
13) Atasoy, E.：Reversed cross-finger subcutaneous flap. J Hand Surg Am. **7**：481-483, 1982.
    Summary　脂肪筋膜指交叉皮弁について報告した最初の論文．
14) Takeuchi, M., et al.：Treatment of finger avulsion injuries with innervated arterialized venous flaps. Plast Reconstr Surg. **106**：881-885, 2000.
15) Morrison, W. A., et al.：Thumb reconstruction with a free neurovascular wrap-around flap from the big toe. J Hand Surg Am. **5**：575-583, 1980.
    Summary　Wrap around flap について報告した最初の論文．
16) 牧野良彦ほか：人工真皮による爪床欠損の新しい治療法．形成外科．**44**：51-57，2001.
    Summary　爪床欠損に対する人工真皮移植の有用性について述べられている．
17) 福本恵三ほか：Dorsal Proximal Phalangeal Index Finger Flap による母指知覚再建の2例．日手会誌．**13**：343-348，1996.

図説 実践 手の外科治療

東京慈恵会医科大学前教授　栗原邦弘／著

2012年5月発行　オールカラー　B5判　262頁　定価8,000円＋税

日常手の外科治療に必要な知識を詳細に解説！
手外科専門以外の先生方にもお読みいただきたい網羅的書籍！

<総論>
- I　手の外科診療の基本姿勢
- II　手の基本解剖・機能(手掌部・手背部の皮膚／手・指掌側皮線／手掌部 land mark と深部組織／感覚機能／破格筋／種子骨／副手根骨／基本肢位と運動)
- III　手の外科治療における補助診断(画像検査／その他の検査)
- IV　救急処置を必要とする手部損傷(全身管理を必要とする外傷／局所管理を必要とする外傷)
- V　手部損傷の治療原則(手部損傷の初期の対応／手部損傷の初期治療)

<実践編>
- I　皮膚軟部組織損傷(手指高度損傷／手袋状皮膚剥脱創(手袋状剥皮損傷)：degloving injury／指(手袋状)皮膚剥脱創：ring avulsion injury／指先部組織欠損)
- II　末節骨再建を必要とする手指部損傷(人工骨を用いた指先部再建／趾遊離複合組織移植による再建)
- III　手指部屈筋腱損傷(基礎的解剖と機能／手部屈筋腱損傷の診断／指屈筋腱断裂の治療／術後早期運動療法)
- IV　手指部伸筋腱損傷(指伸筋腱の解剖／保存療法／観血的療法／術後療法／手指伸筋腱の皮下断裂)
- V　末梢神経障害(診断／治療／橈骨神経損傷／正中神経損傷／尺骨神経損傷)
- VI　骨・関節の損傷(関節脱臼／骨折)
- VII　炎症性疾患(非感染性疾患／感染性疾患)
- VIII　手指の拘縮(皮膚性拘縮／阻血性拘縮，区画症候群／Dupuytren拘縮)
- IX　手指部腫瘍(軟部腫瘍／骨腫瘍)
- X　特異疾患(爪甲の異常／特異な手・指損傷)

豊富な症例写真とシェーマで詳説！

㈱全日本病院出版会　〒113-0033　東京都文京区本郷3-16-4
TEL：03-5689-5989　FAX：03-5689-8030
お求めはお近くの書店または弊社ホームページ(http://www.zenniti.com)まで！

◆特集/四肢外傷対応マニュアル
手指切断に対する再接着術

伊東　大*

Key Words：手指切断（finger amputation），再接着（replantation），切断レベル（amputation level），術後管理（postoperative care），適応（indication），インフォームドコンセント（informed consent）

Abstract　手指切断に対する再接着術が成功し，整容的のみならず機能的予後がよい場合，患者の満足度も高い．切断指が生着するには，まず手術が成功することが最低条件ではあるが，術後管理もかなりのウエイトを占めると考えている．我々は，これまでの臨床データを元に石川分類 Subzone Ⅲまでの切断指は，適切に術後鬱血に対処すれば動脈吻合のみで高率に生着することを報告し，この結果を元に再接着術を行い良好な結果を得ている．現在我々が行っている切断レベル別の治療方針と厳重な術後管理について報告する．切断指を生着させるにあたり，術前・術中に再接着できない理由を探して諦めてはならないし，術後管理においても生着しない理由を探して簡単に諦めないことが重要である．

はじめに

1968年の小松，玉井[1]による世界で第1例目の切断指再接着成功の症例報告以来40年余が経過し，今や再接着術は市中病院でも行われるほど広く普及した．再接着術が成功し，整容的のみならず機能的予後がよい場合，患者の満足度も高いため，患者が希望すれば積極的に再接着術を施行してきた．我々は，これまでの臨床データを元にSubzone Ⅲまでの切断指症例は，適切に術後鬱血に対処すれば動脈吻合のみで高率に生着することを報告し[2]，その結果に基づいた治療方針に従い再接着術を行い，厳重な術後管理の元で良好な結果を得ている．

本稿では，現在我々が行っている切断レベル別の治療方針と術後管理について述べる．

切断レベルについて

手指の切断レベルの分類には玉井の分類をはじめ，Allenの分類，石川の分類など，様々な分類がある[3]．1990年に石川ら[4]が指尖部切断における新しい区分法（Subzone 分類）を発表して以来20年以上が経過したが，現在では指尖部切断の診療において広く使用される分類法のひとつとなっている．同分類法は，動静脈の血管解剖学的根拠に基づき区分分類され，動脈吻合の行われた位置をもって切断レベルとしており，再接着を行う術者にとって理解しやすいので，我々も同分類法を好んで使用している．本稿でも同分類法を使用する．

切断レベル別の再接着術の治療方針と術後管理（図1）

A．Subzone Ⅰ・Ⅱ・Ⅲでの切断

1）治療方針

このレベルでの切断は，伸筋腱および深指屈筋腱の末節骨の付着部より末梢なため，腱の修復は必要ない．また神経は縫合できない場合でも感覚の回復はかなり期待できる部位とされるため[5]，縫合可能な場合のみ縫合する方針としている．前述したように血管吻合については動脈の吻合を確実に行い，静脈吻合は可能な場合のみ行う方針と

---

* Hiroshi ITO, 〒889-1692　宮崎市清武町木原5200　宮崎大学医学部外科学講座形成外科分野，病院教授

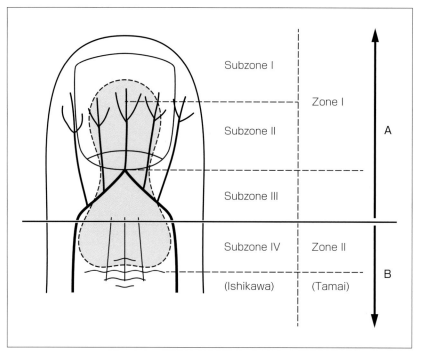

図 1. 切断レベル
A：Subzone Ⅰ・Ⅱ・Ⅲでの切断
B：Subzone Ⅳより中枢での切断

している．したがって，手術に要する時間は 2 時間程度となり，麻酔は指神経ブロックで行うことが多い．ただし，小児例や術中安静が保てない症例においてはその限りではない（症例 1：図 2）．

2）術後療法

再接着後の全症例において，吻合血管拡張目的に PGE₁ 120 μg/日の静脈投与を 5 日間行っている．また，術後 1 週間は，患肢挙上としベッド上安静としている．一方で，血流改善や関節拘縮予防目的に術後早期から肘関節・肩関節の屈曲伸展運動を積極的に行っている（毎食前後 10 回ずつ，計 60 回/日以上）．

3）術後管理（図 3）

a）モニタリング

再接着後のモニタリングは，再接着指の血流の状態を確認し，トラブルにいち早く対処する上で重要である．我々は，時に看護師の協力も得るが，基本的にはその再接着術を担当した術者または助手自身が，術後 1 時間後からモニタリングを行っている．問題がないと判断すれば，チェック時間は徐々に延ばしていくようにしており，モニタリングの終了は最短で 4 日間，最長で 10 日間であった．チェック項目は再接着指の色調，refilling time，質感（緊満または虚脱など）である．再接着指の温度[6]，レーザードップラー血流計[7]，血糖測定[8]などによるモニタリングの報告もある．

b）鬱血に対する対策

モニタリング中少しでも鬱血色に変化すれば，pinprick による出血の色・量をチェックし，鬱血と判断された場合には，瀉血を 1 時間毎に開始する．瀉血は指尖部爪床付近を約 5 mm² 脱上皮し，同部にヘパリン加生食ガーゼを載せて行っている．鬱血が改善されれば，瀉血間隔を徐々に延ばしていくが，改善しない場合は，医療用蛭の使用や，抗血栓療法（ウロキナーゼ 12 万〜24 万単位＋ヘパリン 5,000 単位〜1 万単位/日，持続動注）などの補助療法も考慮しながら対処している．最終手段として静脈吻合があるが，この切断レベルにおいて静脈吻合まで至った症例は認めなかった．瀉血による貧血には注意が必要であるが，輸血を要した症例は認めなかった．

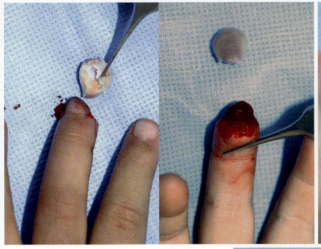
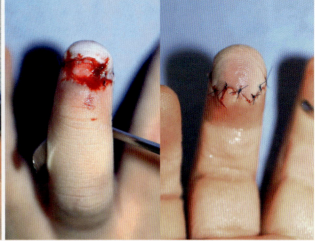
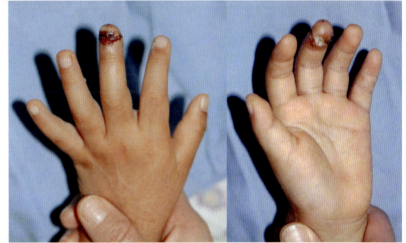

図 2.
症例1：3歳，女児
　a：左中指，扉に挟まれた挫滅切断．切断レベル：Subzone I
　b：術直後所見．全身麻酔下，動脈吻合のみ施行．爪床を吸収糸で縫合，創縁はナイロン糸で粗に縫合
　c：術後2日目所見．鬱血は認めない．
　d：術後3年所見
　e：左中指再接着術後7年目所見．爪変形や瘢痕はほとんど認めない．指長も健側と比較し遜色ない．

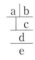

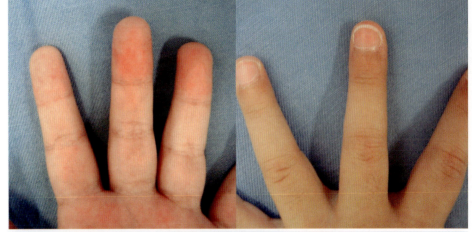
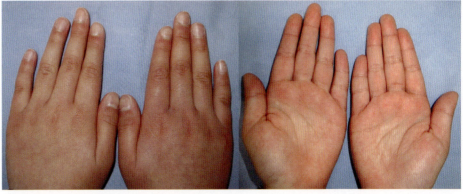

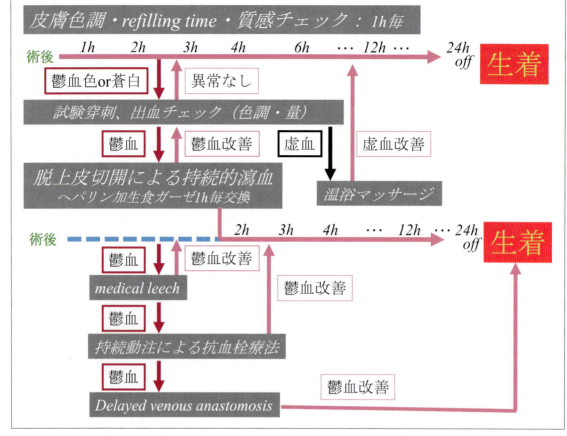

図 3. Subzone Ⅰ・Ⅱ・Ⅲ での切断における術後管理

c）虚血に対する対策

術中の所見にもよるが，この切断レベルでの動脈の再吻合は不可能なことが多い．虚血と判断し，再吻合は不可能な場合は，患指の温浴（42℃位）と患指基部（MP 関節やや末梢の固有指動脈の走行位置）のマッサージ（60 回/分程度の頻度で，橈側尺側共に母指と示指で軽くつまむ程度に揉む．瀉血部から出血を認めるまで行う，15～30 分位），さらに動注療法の併用により，動脈が再開通することが多いので，虚血と判断した場合は簡単に諦めず，できるだけ早めに同法を行っている（症例 2；図 4）．

B．Subzone Ⅳより中枢での切断

1）治療方針

Subzone Ⅳより中枢での切断では，骨や腱，神経の修復が必要となる．血管吻合については，動脈吻合はもちろんのこと，静脈を必ず 1 本以上吻合する．その際，静脈移植が必要であれば躊躇せず行う．そのため，麻酔法は腋窩神経ブロックもしくは全身麻酔で行っている．

2）術後療法

前述と全く同様に行っている．

3）術後管理（図 5）

a）モニタリング

前述と全く同様に行っている．

b）鬱血・虚血に対する対策

モニタリング中，少しでも鬱血あるいは虚血に変化すれば，pinprick による出血の色，量をチェックし，虚血と判断されれば，できるだけ早く動脈の再吻合を行う．鬱血と判断された場合，瀉血は前述と同様に行うが，これは再手術までの時間稼ぎであり，同レベルでは，できるだけ早期に静脈の再吻合を行う必要がある（症例 3；図 6）．

再接着術の適応・不適応

手指切断指の再接着術の生着率は，70～90％と

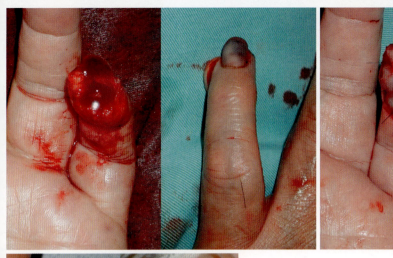
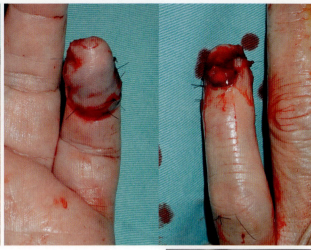
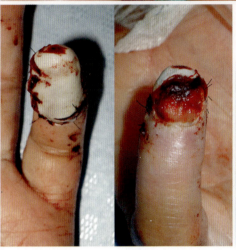
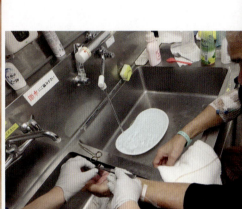
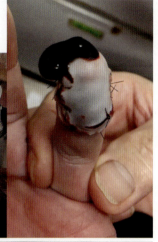
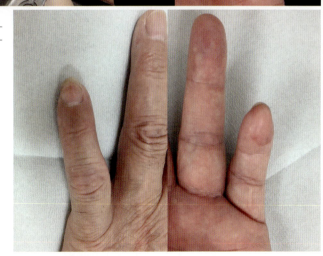

図 4. 症例 2：74 歳，男性
a：左小指，ドアにはさまれた引きちぎり切断．切断レベル：Subzone Ⅱ
b：術直後所見．指神経ブロック麻酔下，動脈 1 本のみ吻合．爪床を吸収糸で縫合し，皮膚を粗にナイロン糸で縫合
c：術後 7 日目所見．鬱血に対し瀉血していたが，虚血に陥り，出血が停止
d：術後 7 日目所見．直ちに手洗い場で温浴マッサージを開始．瀉血部より再出血を認めたため，medical leech を使用
e：術後 6 か月所見．爪変形や瘢痕はほとんど目立たない．

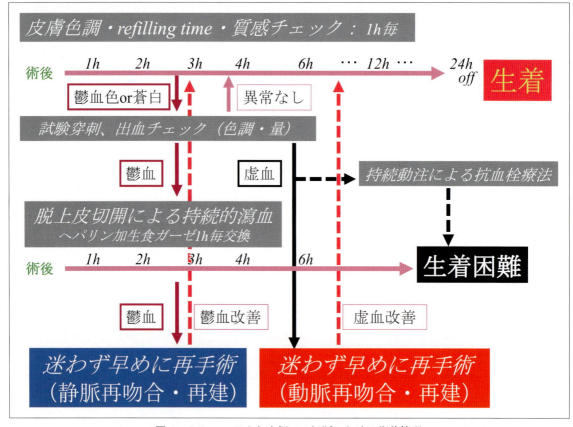

図 5. Subzone Ⅳより中枢での切断における術後管理

報告されてきた[9)10)]が，損傷程度や手術手技，術後管理などの影響により，施設間格差は多少なりとも認める．筆者らは，性別，年齢，損傷程度に関係なく，患者が希望した場合，すべてに対し再接着術を施行しているが，当院での生着率は，諸家らの報告とほぼ同等もしくはそれ以上の結果が得られている．山野らは指尖部切断の受傷状況による成績において，圧挫の強い挫滅切断例や引きちぎり切断例の約1/3は壊死に陥ったと報告しており，それらの手術適応を慎重にしている[9)]．しかし，残りの2/3は生着しているため，筆者らは，挫滅の程度によらず，患者が希望した場合は，すべて手術適応と考えている．たとえ部分壊死に陥ったとしても，再建組織量は減るため，ドナー犠牲は減る可能性があり，患者にとって有利と考えているからである．

患者へのインフォームドコンセント(IC)

ICとは，「説明と同意」と訳されているが，これは「理解してもらえるような十分な説明を行った上でよく相談し，合意に達する」という意味である．2003年の厚生労働省による「診療情報の提示等に関する指針」[11)]では，原則の説明事項として，処置及び治療の方針，代替的治療法がある場合にはその内容及び利害損失，手術や侵襲的な検査を行う場合にはその概要，危険性，実施しない場合の危険性及び合併症の有無等の診療情報を提供するよう指導されており，日本におけるICの概念が確立し，医療現場で定着した．

切断指症例に対する治療法は，まずは再接着術を行うか否かであるが，受傷直後は患者本人やその関係者の動揺が強く医師が詳しく説明しても冷静な判断ができず，概して医師の勧める治療法に流される傾向がある[12)]．医師は，決して断端形成は手術が容易で社会復帰が早いなどの理由で安易に患者に勧めてはならないし[13)]，逆に再接着術を勧め，過度の期待をいだかせてもいけない．再接着を希望されても，再接着術は必ずしも成功する

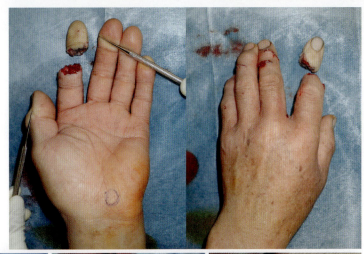
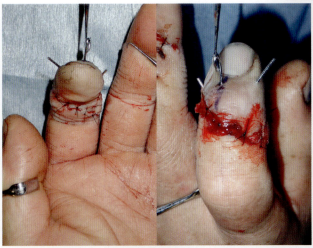
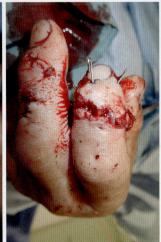
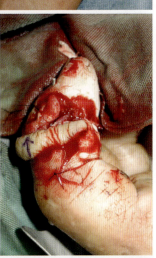
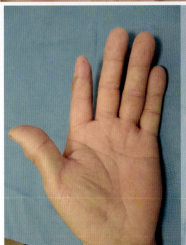
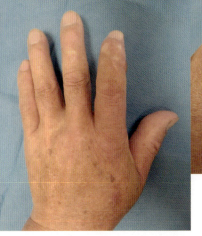
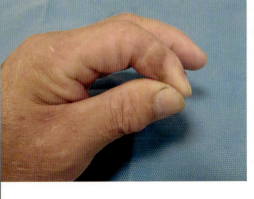

図 6. 症例 3：63 歳，男性
a：左示指，電気のこぎりによる鈍的切断．切断レベル：玉井 Zone Ⅲ
b：術直後所見．全身麻酔下，中節骨骨固定，深指屈筋腱縫合，伸筋腱縫合，動脈 2 本吻合，静脈 2 本吻合，神経 2 本縫合
c：術後 1 日目．鬱血を認め，直ちに背側で静脈の再吻合を施行
d：術後 4 日目．虚血を認め，直ちに橈側で静脈皮弁を用いた動脈再建を施行
e：術後 8 か月所見．感覚はほぼ正常まで回復し，DIP 関節の若干の伸展障害を認めるものの問題なく復職している．

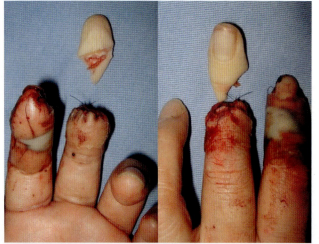
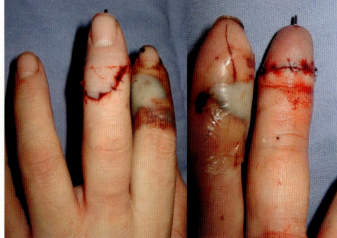
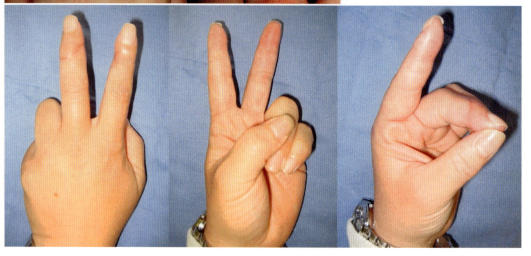

図 7.
症例 4：39 歳，女性
　a：左中指，機械に巻き込まれた鋭的切断．DIP 関節よりやや中枢での断端形成術後．術後約 7 時間経過し，切断指を持参して再接着を希望し来院した．
　b：術直後所見．腋窩神経ブロック麻酔下，再接着術施行．DIP 関節は関節固定，静脈移植を用いて動脈 2 本，静脈 4 本を吻合．神経は端々縫合可能であった．
　c：術後 1 年所見．感覚は，ほぼ正常まで回復し（S-W monofilament test：green, static 2PD：6 mm, moving 2PD：6 mm），DIP 関節の可動域はないもののピンチは可能であり問題なく就業している．

とは限らないこと，血栓除去などの緊急手術が必要になる可能性があること，たとえ再接着に成功しても整容的，機能的に障害の残る可能性があり，また腱剝離などの追加修正手術が必要になる可能性があることなどを十分納得してもらった上で行う必要がある[14]．筆者らは，前医での再接着術に対する十分な IC がなされなかったか，あるいは患者の理解が得られないまま断端形成術が施行され，その後再接着を希望して来院する患者をいまだに経験する（症例 4；図 7）．切断指症例の IC を

とるにあたり，現在とり得る治療法の選択肢やその治療成果をまず十分説明し，患者本人と家人，周囲の人間(労災なら職場の人間，学校での事故なら学校関係者など)とよく相談した上で，最後に患者本人に治療法を選択させるよう心がけている．筆者は，来院直後は再接着を望まなくとも検査などの時間的猶予を与えた後に再接着を希望する患者をしばしば経験する．それゆえに即決断を迫らずに僅かでも時間的猶予を与えることも重要と考える．また，術中に思わぬ損傷が見つかることもあり，全身麻酔の場合は患者の同意が得られないため，家族や身元引受人と連絡が取れる状態にしておき，追加治療の説明ができる態勢を取ることが望ましい[15]．

社会的背景はひとそれぞれだが，一度なくした体の一部を元に戻してほしいというのが大方の患者の素朴な願いであることは間違いない．切断指再接着は現在では患者が希望する限り試みることが一般的となっており，日常診療や手術室の都合または人員不足などで再接着術が行えない場合は，再接着術が可能な施設への転送なども当然考慮しなくてはならず，近隣施設との連携も重要と考える．

まとめ

現在我々が行っている切断レベル別の治療方針と厳重な術後管理について述べた．再接着術に臨むにあたり，術前・術中は再接着できない理由を探して諦めてはならないし，また術後管理においても，生着しない理由を探して簡単に諦めてはならないことが重要であると思われた．

参考文献

1) Komatsu, S., Tamai, S. : Successful replantation of a completely cut-off thumb. Plast Reconstr Surg. 42 : 374-377, 1968.
2) Ito, H., et al. : Fingertip amputation salvage on arterial anastomosis alone? An investigation of its limitations. Ann Plast Surg. 65 : 302-305, 2010.
3) Sebastin, S. J., Chung, K. C. : A systematic review of the outcomes of replantation of distal digital amputation. Plast Reconstr Surg. 128 : 723-737, 2011.
4) 石川浩三ほか：手指末節部に対する新しい区分法(Zone 分類)．日マイクロ会誌．3：54-62, 1990.
5) 伊東　大ほか：指尖部切断再接着症例の検討．日マイクロ会誌．20：108-114, 2007.
6) 常川主裕ほか：携帯型赤外線サーモグラフィーを用いた切断指再接着術後血行モニタリングの有用性．創傷．3(3)：139-143, 2012.
7) Hovius, S. E., et al. : Comparison of laser Doppler flowmetry and thermometry in the postoperative monitoring of replantations. J Hand Surg. 1 : 88-93, 1995.
8) 權太浩一：血糖値による皮弁・切断指モニタリング．第44回日本マイクロサージャリー学会学術集会．2017.
9) 山野慶樹ほか：指尖部切断再接着の受傷状況による成績．日手会誌．6：216-219, 1989.
10) 磯貝典孝, 上石　弘：形成外科 ADVANCE SERIES 指末節部の再接着．マイクロサージャリー：最近の進歩．波利井清紀監修，原科孝雄編集．pp129-139, 克誠堂出版, 1996.
11) 蒋田　覚：インフォームド・コンセント，自己決定権，説明義務について．小児科臨床．62：1357, 2009.
12) 神保好夫ほか：Composite Graft による指末節部切断の治療経験．日形会誌．18：218-222, 1998.
13) 黒島永嗣：指尖部切断に対する治療．日マイクロ会誌．20：106, 2007.
14) 緒方　英, 光嶋　勲：【顔面・四肢外傷治療のABC】指切断：再接着と断端形成．形成外科．49：S163-S165, 2006.
15) 沢辺一馬, 石川浩三：【顔面・四肢外傷治療のABC】手指・前腕の挫滅創．形成外科．49：S167-S174, 2006.

好評書籍

複合性局所疼痛症候群（CRPS）をもっと知ろう
―病態・診断・治療から後遺障害診断まで―

編集　堀内行雄（川崎市病院事業管理者）

日常診療で鑑別に頭を悩ませたことはありませんか？

治療に難渋する「痛み」を伴う CRPS の"今"をわかりやすくまとめました．診断や治療にとどまらず、後遺障害診断や類似疾患まで網羅！早期診断・早期治療のための必読書です！！

オールカラー　B5判　130頁　定価（本体価格　4,500円＋税）

<目次>
I. 病　態
　CRPS：疾患概念の変遷と最新の研究動向
II. 診　断
　CRPS 診断の実際―判定指標と診療方針の概論―
　CRPS の画像診断―BMD 計測および MRS による診断―
III. 治　療
　早期 CRPS の考え方とその対策―超早期ステロイド療法の実際を含めて―
　CRPS 様症状を訴える患者への精神科的アプローチ―鑑別診断も含めて―
　CRPS の薬物療法―病状，病期による薬物の選択―
　CRPS に対する漢方治療の実際
　CRPS のペインクリニックにおける治療―早期治療と慢性疼痛対策―
　温冷交代浴の理論と実際
　CRPS に対するリハビリテーションの実際
　CRPS type II の手術療法
　CRPS に対する手術治療―病態別治療と生体内再生治療―
IV. 後遺障害
　CRPS の後遺障害診断―留意点とアドバイス―
V. 関連・類似疾患
　採血による末梢神経損傷と CRPS
　ジストニアの診断と治療
　線維筋痛症（機能性疼痛・中枢機能障害性疼痛）の診断と治療，診断書記載

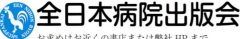

全日本病院出版会　〒113-0033　東京都文京区本郷 3-16-4　Tel：03-5689-5989
http://www.zenniti.com　　　　　　　　　　　　　　Fax：03-5689-8030

お求めはお近くの書店または弊社 HP まで

◆特集／四肢外傷対応マニュアル
手指屈筋腱損傷の治療

小平　聡[*1]　福本恵三[*2]

Key Words：腱断裂(tendon laceration)，陳旧性(old)，皮下断裂(rupture)，小児(pediatric)，腱移植(tendon graft)，腱移行(tendon transfer)

Abstract　手指屈筋腱損傷の治療には，診断，治療法の選択，手術手技，後療法など多岐にわたる知識が必要である．本稿では，主に新鮮屈筋腱損傷について，診断，麻酔，皮膚切開，腱断端の確保，腱縫合，滑車の処置，後療法の順に説明した．腱縫合では，core suture を locking 縫合で行うことが早期自動屈伸運動療法を行うためには必要である．滑車の処置に関しては，A2 と A4 滑車の温存にこだわらず，腱縫合部が腱鞘で引っかからないよう処置することが重要である．その他に，解剖，陳旧性屈筋腱損傷，屈筋腱皮下断裂，小児屈筋腱損傷についても簡単に説明した．腱を末節骨に固定する場合には，縫合強度がどの程度になるかを知ったうえで後療法を選択しなければならない．小児屈筋腱損傷では，後療法は固定法となるために atraumatic な手技がより要求される．

はじめに

手指屈筋腱損傷の治療には，診断，治療法の選択，手術手技，後療法など多岐にわたる知識が必要である．本稿では，解剖，新鮮屈筋腱損傷，陳旧性屈筋腱損傷，屈筋腱皮下断裂，小児屈筋腱損傷について述べる．

解　剖

1．屈筋腱

浅指屈筋は，前腕中央部で分離して次第に 4 本の腱を形成する．手根管内では，中環指の腱が浅層に，示小指の腱が深層に位置している．MP 関節に至ると 2 本に分かれ，腱裂孔を形成する．基節骨遠位部から PIP 関節の掌側板の上で腱交差を形成して一旦癒合するが，再び 2 本に分かれて中節骨に停止する．指ごとに独立した運動が可能である．深指屈筋は橈側部からまず示指の腱を分離する．尺側部は幅広い 1 枚の腱を形成した後，前腕遠位部で中環小指の 3 本の腱に分かれる．手根管内では，浅指屈筋腱の深層を 4 本の腱がほぼ並走する．手根管を出たところで，示中指は腱の橈側，環小指は腱の両側から虫様筋が起始する．指に至ると腱裂孔部を通って浅指屈筋腱の表層に移動し，末節骨に停止する．分離がよくないため，示指以外では独立した運動はできない．長母指屈筋は前腕中央で次第に腱を形成し，手根管を通って末節骨に停止する．

2．屈筋腱の滑車

示指から小指には，A1〜A5 の厚い輪状滑車(annular pulley) と，C1〜C3 の薄い十字滑車(cruciform pulley)が存在する．母指には，A1，A2 滑車との間に，母指内転筋腱と連続する oblique pulley が存在する．これらの滑車と，手掌部に存在する palmar aponeurosis pulley(PA pulley)および横手根靱帯が腱浮き上がり現象(bowstringing)を防いでいる(図 1)．

3．Zone 分類

日本手外科学会の Verdan 修正分類について述

[*1] Satoshi KODAIRA，〒355-0072　東松山市石橋 1721　埼玉成恵会病院 埼玉手外科研究所
[*2] Keizo FUKUMOTO，同，所長

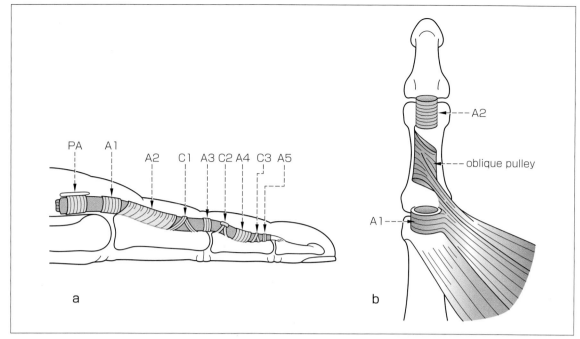

図 1. 屈筋腱の滑車
（a：Doyle, J. R., et al.：Anatomy of the finger flexor sheath and pulley system. J Hand Surg Am. 13：473-484, 1988. より改変引用）
（b：Doyle, J. R., et al.：Anatomy of the flexor tendon sheath and pulleys of the thumb. J Hand Surg Am. 2：149-151, 1977. より改変引用）

べる．示指から小指は Zone Ⅰ〜Ⅴに分けられる．筋腱移行部から Zone Ⅴが始まり，手根管に入ると Zone Ⅳとなる．手根管を出てから A1 腱鞘の手前までが Zone Ⅲ，A1 腱鞘から浅指屈筋腱停止部までが Zone Ⅱ，それより遠位から深指屈筋腱停止部までが Zone Ⅰである．

母指は，前腕から手根管内は手指の Zone Ⅴ，Zone Ⅳと同じであり，手根管を出てから A1 腱鞘の手前までが Zone T Ⅲ，A1 腱鞘から A2 腱鞘の手前までが Zone T Ⅱ，それより遠位から長母指屈筋腱停止部までが Zone T Ⅰである．

新鮮屈筋腱損傷

早期運動療法は，癒着を防止するだけでなく，固定法で生じる腱縫合後の一時的な抗張力の低下を防止する[1]ことが報告されているが，腱の再断裂の危険が増す．そこで，血行を犠牲にしても多くの縫合糸によって強固な腱縫合を行い，早期自動屈伸運動療法によって腱の癒着を最小限にすることが，現在の主流となっている．そのため，神経や動脈損傷があれば同時に修復するが，その場合にも術後 1 週より可動域訓練を開始する．

1．診　断

深指屈筋腱が断裂すると指は伸展位となるため，安静時の肢位で容易に診断可能である．また MP 関節と PIP 関節を伸展位に保持した状態で，DIP 関節の自動屈曲が不能であれば深指屈筋腱断裂と診断できる．隣接指を伸展位に保持した状態で，PIP 関節の自動屈曲が制限されていれば，浅指屈筋腱断裂と診断できるが，小指の浅指屈筋腱は低形成のことも多く，断裂がなくても屈曲不能なことがある．腱の部分断裂では可動域は保たれるが，自動屈曲時に疼痛を生じることで疑う．50％以上では core suture が必要なため，開放創から腱の状態を観察し，腱縫合の必要性について評価する．

2．麻　酔

鎖骨上窩法や腋窩法による伝達麻酔で問題はないが，Zone Ⅰ，Ⅱの屈筋腱断裂では，腱縫合部の腱鞘での引っかかりなどを自動運動で確認できる

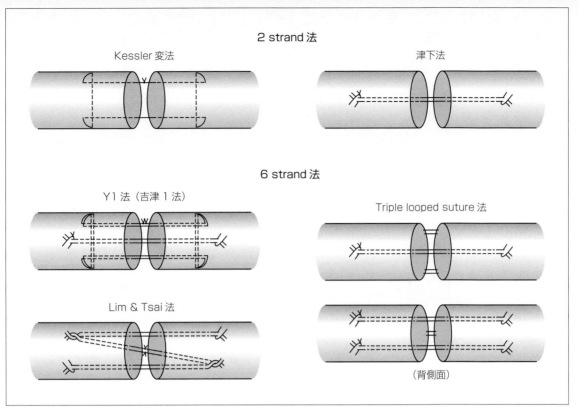

図 2. 代表的な core suture 法（2 strand と 6 strand）
（茨木邦夫ほか：手の外科診療ハンドブック．p106，南江堂，2004．より改変引用）

ため，局所麻酔と指ブロックを積極的に用いている．指ブロックにエピネフリンを使用する報告が本邦でも増えてきているが，原則禁忌であるため慎重に検討する．特に血行障害の危険となる既往歴を有する症例では使用するべきではない．出血によって視野が不良になる場合には，短時間上腕部で駆血する．

3．皮膚切開

指から手掌はジグザグ切開を基本とする．指節や手掌の皮線と直交する切開は瘢痕拘縮の原因となるため避ける．

4．腱断端の確保

腱鞘の処置が必要となる Zone Ⅰ，Ⅱについて述べる．早期自動屈伸運動療法を行う場合には，偽腱鞘が形成されるために腱鞘の温存にこだわる必要はないとの意見もあるが，腱癒着を防止する作用もあるため腱鞘は安易に切開しない．腱の遠位断端は指を屈曲することで容易に引き出せる．腱の近位断端は腱鞘上から透見できるため，数か所の腱鞘横切開を用いて引き出す．大きく引き込まれている場合には，手関節を屈曲させた状態で前腕屈筋を遠位方向に押し上げながら，モスキート鉗子を腱鞘内に挿入して引き出す．これで引き出せない場合には，A1 滑車より近位に一旦腱を引き出し，その後ネラトンカテーテルなどを利用して腱鞘内に誘導する．Zone Ⅱの両腱断裂では，近位断端が一塊となっていることが多い．

5．腱縫合

浅指屈筋腱を縫合しないとする意見もあるが，腱滑走障害や握力低下などを考慮して，縫合を基本とする意見が多い．断端のデブリードマンは最小限とし，1 cm 以上は行わない．早期自動屈伸運動療法を行うためには，core suture として腱断面に 6 本の糸を通す 6 strand 法を，腱線維を把持する locking 縫合で行い，さらに全周性に補助縫合を追加することが必要である．抵抗のない自動運動時にかかる力は，長母指屈筋腱で 18 N，深指屈筋腱で 19 N，浅指屈筋腱で 9 N と報告されて

表 1. 早期自動屈伸運動療法のプロトコール

1 日〜	終日シーネ固定 Duran(単関節他動伸展運動) Press and Hold(等尺性運動：他動屈曲自動保持運動) 自動伸展運動
1 週〜	OT 監視下のみシーネを外して訓練を行う 自動屈曲運動 浅指屈筋腱，深指屈筋腱の分離運動 Synergic wrist motion(手関節掌背屈を自動で行う)
3 週〜	自宅で訓練時にはシーネを外して行う
6 週〜	シーネを夜間のみに変更 ブロッキング 手関節と手指関節の同時伸展 手指屈曲拘縮に対する伸展装具 軽作業を許可する
8 週〜	シーネ終了
10 週〜	禁止事項なし 筋力訓練

いる[2]．ファイバーワイヤーなどの編み糸の方が抗張力は強くなるが，滑走抵抗も増大する．4-0 ナイロン糸で上記縫合を行えば 40 N 程度の抗張力が得られ[3]，早期自動屈伸運動を安全に行うことが可能であるため，ナイロン糸で行うことが多い．6 strand 法としては，Yoshizu I 法，Triple looped suture 法，Lim & Tsai 法が一般的である(図 2)．

糸をかける部位は断端から約 1 cm とし，強く締めすぎて腱断端が膨らまないように注意する．近位断端が引き込まれる場合には，23 G または 25 G 注射針で腱を腱鞘に固定してから腱縫合を行う．補助縫合は 6-0 ナイロン糸を用いた cross-stitch や running stitch を行っている．Core suture を補助縫合より先に行っているが，補助縫合を先に行うことを勧める報告もある．

浅指屈筋腱の断裂部が腱交差より遠位の場合には，各 slip に 4-0 津下ループ針 1 本を用いた 2 strand 縫合を行うが，遠位断端が短いため不可能であれば 4-0 ナイロン糸を用いた 8 の字縫合やマットレス縫合を行っている．浅指屈筋腱の滑走を得るには，PIP 関節の単独屈曲が必要である[4]が，上記縫合では十分な抗張力とは言えないため，可能であれば補助縫合を追加すべきである．浅指屈筋腱の挫滅がある場合には切除するが，遠位断端は深指屈筋腱の滑走床として作用するため，その切離は腱ひもの近位で行う．また腱の癒着を予防するため，近位断端は手根管より近位に位置するように十分に切除する．

Zone I の深指屈筋腱断裂では，断裂部が停止部から 1 cm 以内の場合，通常の core suture を行えないため，腱前進術による骨への固定が必要となる．以前は軟鋼線や糸を用いた pull out 法を行っていたが，爪変形の危険や感染の問題などから，現在はマイクロアンカー(Mitek Micro QUICKANCHOR®)2 本を用いた Kessler 変法による anchor suture 法を行うことが多い．早期自動屈伸運動療法を行うためには，3-0 エチボンド®を用いた上記の 4 strand 縫合でも十分ではない[5]ため，縫合糸をより抗張力が強いファイバーワイヤーに変更することや，深指屈筋腱遠位断端を利用するなどの追加縫合が必要となる．末節骨に骨溝を作成することは必須ではない．

6．滑車の処置

腱縫合部と滑車の引っかかりを確認する．縫合部が引っかかる場合には滑車の側方を切開するが，Z 状に切開して延長して修復する方法もある．深指屈筋腱は，Zone II で約 20 mm 滑走する[6]ため，縫合部を中心として最大 2 cm 程度の滑車を含めた腱鞘切開が必要となる可能性がある．A2

滑車と A4 滑車が最も重要なため温存するべきとの意見が一般的であるが，重要性はどの滑車も同様であるとの報告[7]もある．Savage は，A1 滑車を切離する場合には A2 滑車の近位 1/2 まで，A2 滑車を切除する場合には C1 滑車と A3 滑車まで，A4 滑車を切離する場合には C2 滑車と A3 滑車まで追加切離可能と報告している[7]．これらも参考にするとよい．

7．後療法

示指から小指では，手関節 0～10° 掌屈，MP 関節 60°，IP 関節 0° の肢位で，前腕から全指にシーネを装着し，早期自動屈伸運動療法を行う．母指では，手関節 0～10° 掌屈，掌側外転 30°，橈側外転 30°，MP 関節 20°，IP 関節 20° の肢位でシーネを装着し，早期自動屈伸運動療法を行う．我々は腱の癒着をできる限り回避するため，術後 24 時間頃より開始しているが，自動屈曲運動は浮腫が軽減する術後数日から許可する（表 1）．

陳旧性屈筋腱損傷

皮膚の状態が良好であること，関節拘縮がないことが必要である．X 線で骨・関節に問題がないことも確認しておく．深指屈筋腱のみの修復とする．腱滑走床が不良であればシリコンスペーサーを挿入し，3 か月後に二期的手術とする．腱滑走床に問題がなければ，腱縫合，腱移植，腱移行のいずれかを行う．滑車に関しては，指では A1 と A2 滑車が欠損する場合には A2 滑車の再建，A3 と A4 滑車が欠損する場合には A4 滑車の再建，母指では A1 滑車と oblique pulley が欠損する場合には oblique pulley の再建が必要[8]となり，浅指屈筋腱，長掌筋腱，伸筋支帯などで再建する．滑車断端を縫合に利用することも可能であるが，強度の点からは，指節骨を 2 回回す方法がよい．滑車再建を行った場合には，4～6 週間リングを装着して保護する．しかし再建を行っても，残存する滑車が少ない場合には軽度の腱浮き上がり現象は避けられない．深指屈筋腱のみの断裂であれば，必ず浅指屈筋腱は温存するべきであり，また DIP 関節固定も検討する．

1．腱縫合

受傷後 3 週をすぎると筋短縮性拘縮を生じるため，陳旧例での腱縫合は不可能な場合が多いが，中環小指の深指屈筋腱は筋腹が同一のため，筋短縮性拘縮を生じにくく，腱縫合が可能な場合がある．また Zone I の深指屈筋腱断裂では腱ひものために引き込まれにくく，腱縫合が可能な場合がある．腱縫合は新鮮屈筋腱損傷と同様に行う．

2．腱移植

筋短縮性拘縮が軽度であれば腱移植が可能である．十分に近位断端を遠位方向に牽引し，近位の癒着を解除した状態で判断する．伝達麻酔や全身麻酔では，安静時から最大牽引時の腱の移動距離が 2 cm 以上あれば，力源として利用可能とされている[9]．移植腱としては，採取の容易さと採取部の犠牲がないことから，長掌筋腱を用いることが多いが，そのほかに浅指屈筋腱，足底筋腱や長趾伸筋腱などが利用可能である．長掌筋腱は滑膜外腱であるために癒着を生じやすく，滑膜内腱である第 II 足趾屈筋腱を勧める報告もあるが，筆者らに経験はない．縫合部は，癒着の危険が高い Zone I 近位，Zone II，Zone IV を避けることが必要である．

Zone I，II の切断では，末節骨から手掌遠位までの standard graft と，末節骨から前腕遠位までの long graft が基本となる．近位側は，4-0 ナイロン糸を用いて 3 回以上編み込み縫合を行う．遠位側は，Zone I の新鮮例に準じて末節骨に縫合する．長掌筋腱や足底筋腱は細いために早期自動屈伸運動療法には注意が必要であり，Kleinert 法に準じた早期他動屈曲自動伸展運動療法が安全である．縫合の緊張は他指より若干屈曲位となるように調整する．浅指屈筋腱は十分な太さを有するため，Zone I，II で欠損部のみを架橋する bridge graft が可能であり，早期自動屈伸運動療法を行う．滑車再建を必要とする症例で早期自動屈伸運動療法を行えない場合には，腱移植後の癒着の危険が高いため，二期的腱移植とするべきで

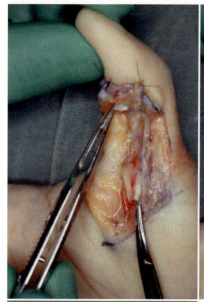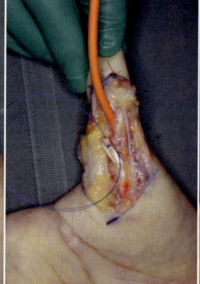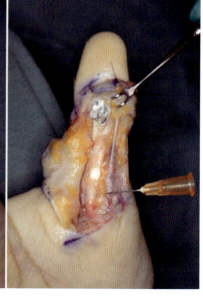
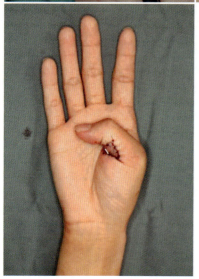

a	b	c
d		

図 3.
症例

a：近位断端は A1 滑車内に存在した．Oblique pulley 遠位で腱鞘を横切開し，モスキート鉗子を利用して引き出した．遠位断端は IP 関節を他動屈曲して A2 滑車の近位に引き出した．

b：近位断端に 4-0 津下ループナイロン糸をかけ，ネラトンカテーテルを利用して oblique pulley の遠位に誘導した．

c：近位断端を 25 G 針で腱鞘に仮固定し，Lim & Tsai 法による core suture と，running stitch を行った．A2 滑車近位は尺側で切開した．

d：自動屈曲で腱縫合部が oblique pulley の辺縁と接するため，pulley の遠位を部分切除した．腱浮き上がり現象はなく，自動屈曲は良好である．

ある．浅指屈筋腱が温存されている場合には，移植腱は腱交差の中ではなく，脇を通してもよい．滑走が障害される場合には，浅指屈筋腱の片側 slip を切除する．

3．腱移行

筋短縮性拘縮が高度な場合などでは，腱移行の適応となる．隣接指の深指屈筋腱に端側縫合する．浅指屈筋腱を力源とすることは，成績にばらつきがでるためなるべく避ける．Zone Ⅰ，Ⅱの屈筋腱断裂では腱移植の併用が必須となるが，Zone Ⅲ の場合も腱の走行がなるべく直線となるように腱移植を併用して Zone Ⅴ で腱縫合を行うのがよい．母指では環指の浅指屈筋腱移行が行われるが，治療成績はそれほどよくない．これは，深指屈筋腱と浅指屈筋腱の筋活動が異なることが原因かもしれない[4]．多少筋短縮性拘縮を生じていても筋腱移行部での腱延長や腱移植を第一に考える．その際には伸展制限がでないように若干弱めの緊張となるように調整する．

屈筋腱皮下断裂

指を屈曲した状態で過伸展力を受けて生じるジャージーフィンガーは，環指に多く，深指屈筋腱が末節骨停止部で時に骨片を伴って皮下断裂するものである．関節リウマチ，有鉤骨鉤や舟状骨の偽関節，キーンベック病や月状骨脱臼放置，豆

状・三角骨間関節症,また橈骨遠位端骨折に対する掌側プレート固定後などの医原性の原因もある.その他として,小指深指屈筋腱が環指深指屈筋腱から分岐する破格例で,非外傷性の小指深指屈筋腱皮下断裂の報告がある.受傷機転や既往歴を含めた病歴聴取が非常に重要で,エコーなどの画像検査が診断に有用である.母指 IP 関節や示指 DIP 関節の屈曲不能例は,前骨間神経麻痺との鑑別を要し,神経伝導検査なども考慮する.

ジャージーフィンガーの新鮮例以外では端々縫合は困難であり,腱移行や腱移植が必要となるが,これは陳旧例屈筋腱損傷と同様である.

小児屈筋腱損傷

小児では屈筋腱は薄く,強固な縫合はできない.また可動域訓練をうまく行うこともできない.しかし関節拘縮を生じにくいという利点がある.腱縫合は 5-0 ナイロン糸を用いた Kessler 変法による 2 strand 縫合に,6-0 または 7-0 ナイロン糸を用いた補助縫合を加えている.多少緊張が強くても,手関節や指を屈曲位にして縫合できればよい.術後は肘関節 90°屈曲,手関節 20°掌屈,MP 関節 60°,IP 関節 0°の肢位で,上腕から全指にシーネを装着し,さらに患指のみに指屈曲位でテーピングを巻き,3~4 週間の固定法を行う.成績は概ね良好である.

代表症例(図 3)

25 歳,女性.右長母指屈筋腱の鋭的損傷

基節部やや遠位にナイフによる切創が存在した.術前エコー検査では,MP 関節部に近位断端を認めた.断裂後 7 日目に局所麻酔で手術を行った.

参考文献

1) Aoki, M., et al.: Biomechanical and histologic characteristics of canine flexor tendon repair using early postoperative mobilization. J Hand Surg Am. 22: 107-114, 1997.
2) Schuind, F., et al.: Flexor tendon forces: in vivo measurements. J Hand Surg Am. 17: 291-298, 1992.
3) 吉津孝衛ほか:早期自動屈曲療法のための新しい屈筋腱縫合法の試み.日手会誌.13: 1135-1138, 1997.
   Summary 本邦で最も使用されている Yoshizu I 法を含めて,様々な縫合強度を測定している.早期自動屈伸運動療法が安全に行える根拠となった.
4) 土田尚美ほか:手指屈曲運動における深指屈筋および浅指屈筋の筋活動と手指屈曲力との関係.日手会誌.25: 611-615, 2009.
   Summary 浅指屈筋腱が深指屈筋腱とは筋活動が異なることを示し,腱縫合術後における浅指屈筋腱の癒着予防には,PIP 関節の単独屈曲が必要であると結論している.我々は,腱移行の力源として浅指屈筋腱が使用しづらい原因と考えている.
5) Lee, S. K., et al.: Repair of flexor digitorum profundus to distal phalanx: a biomechanical evaluation of four techniques. J Hand Surg Am. 36: 1604-1609, 2011.
6) Tang, J. B.: Indications, methods, postoperative motion and outcome evaluation of primary flexor tendon repairs in Zone 2. J Hand Surg Eur. 32: 118-129, 2007.
7) Savage, R.: The mechanical effect of partial resection of the digital fibrous flexor sheath. J Hand Surg Br. 15: 435-442, 1990.
   Summary 滑車の切開を様々なパターンで行った際の腱浮き上がり現象を測定している.それまでの概念を変えた斬新な内容で,臨床で非常に役立つ論文である.
8) Zissimos, A. G., et al.: Biomechanics of the thumb flexor pulley system. J Hand Surg Am. 19: 475-479, 1994.
9) 斎藤英彦:腱手術の基礎としての腱滑動距離の検討.日整会誌.46: 479-501, 1972.

◆特集/四肢外傷対応マニュアル

手指伸筋腱損傷の治療

根本　充*1　武田　啓*2

Key Words：伸筋腱損傷(extensor tendon injury)，槌指(mallet finger)，ボタンホール変形(button hole deformity)，伸筋腱脱臼(dislocation of extensor tendon)，腱移行(tendon transfer)

Abstract　手指伸筋腱損傷は閉鎖性損傷と開放性損傷に分けることができる．伸筋腱単独の閉鎖性損傷(皮下断裂)新鮮例には副子による治療が効果的であり，6～8 週間の伸展位固定を行う．骨折を伴う槌指変形では骨片の大きさや転位の程度で経皮的鋼線刺入術か観血的整復固定術を選択する．ボタンホール変形の治療は副子から始め，関節拘縮や変形が改善しない症例に手術を行う．ボタンホール変形に対する手術は正中索の直接縫合，側索移行による再建，腱移植を併用した再建がある．開放性損傷における伸筋腱縫合は，術後一定期間の伸展位固定を前提に水平マットレス縫合，Kessler 変法，津下法(I 法，II 法)を習得しておけば対応可能である．手指伸筋腱損傷は皮下断裂に対する保存治療から開放性腱断裂に対する腱縫合術，ボタンホール変形に対する再建術のように新鮮例から陳旧例にまで対応できる幅広い知識と複数の治療法に精通していることが重要である．

はじめに

手指伸筋腱は解剖学的特徴から母指は 5 つ，示指から小指は 8 つの Zone(図 1)に区分されている[1]が，手掌腱膜のような強靱な組織に保護されておらず，皮膚直下の浅層に存在するために損傷を受けやすい．特に，固有指部の伸筋腱は細く，薄い組織から複雑な伸展機構[2](図 2)が構成されており，軽微な損傷でも一度損傷されると満足な治療結果を得ることは難しい．本稿では伸筋腱縫合法，Zone 区分別の伸筋腱損傷の特徴，新鮮例や陳旧例に対する治療について述べる．

伸筋腱縫合法(図 3)

手指伸筋腱は固有指部の薄い膜様腱組織から手関節周囲の太い腱組織まで Zone により多様な解

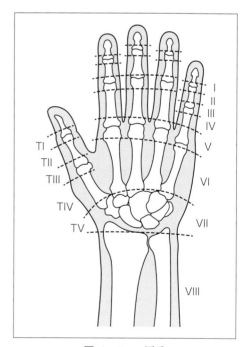

図 1．Zone 区分

---

*1 Mitsuru NEMOTO，〒252-0374　相模原市南区北里 1-15-1　北里大学医学部形成外科・美容外科，准教授
*2 Akira TAKEDA，同，主任教授

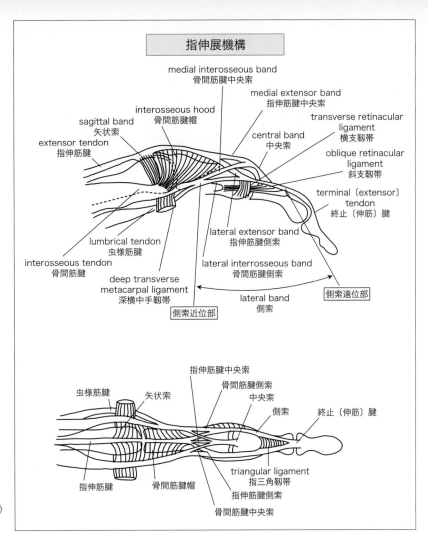

図 2.
指伸展機構
（文献2より改変引用）

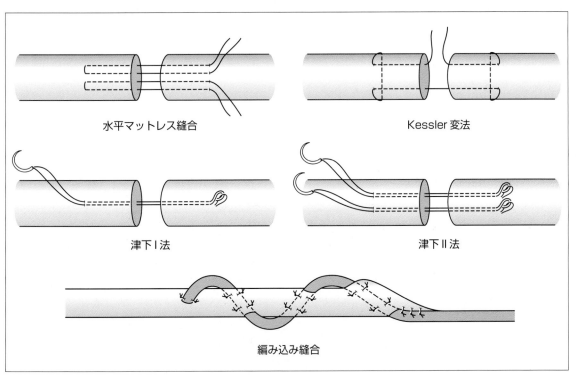

図 3. 伸筋腱縫合法

剖学的特徴を有している．手関節周囲(Zone Ⅶ)では強固な腱縫合が可能であるが，Zone Ⅰから Zone Ⅵでは強固な腱縫合は困難である．しかし，伸筋腱縫合は術後の一定期間は伸展位で固定するので，伸筋腱縫合は屈筋腱縫合のような強固な縫合法は必要としない．我々は術後伸展位での固定を前提に，伸筋腱断端を愛護的に扱い，可能な限り腱縫合部の血流を阻害しないように簡単な方法で腱縫合を行っている．Zone Ⅰ〜Ⅵは薄く，細い腱組織なので水平マットレス縫合，Kessler 変法，津下法(Ⅰ，Ⅱ法)で対応している．腱移行術には編み込み縫合(interlacing suture)を行っている．Zone Ⅶでは 6-strands による強固な腱縫合が可能であるが，術後伸展位での固定を前提に 4-strands による腱縫合までとしている．

伸筋腱損傷部位別治療

1．示指〜小指の伸筋腱損傷

A．Zone Ⅰ

終止腱停止部の断裂は槌指(mallet finger)変形をきたし，さらに変形が進行するとスワンネック変形(swan neck deformity)へ移行していく．治療方針は閉鎖性損傷(皮下損傷)か開放性損傷か，末節骨終止腱停止部骨折の有無に加え，新鮮例か陳旧例かを勘案して決定する．槌指の分類には損傷機転や X 線所見に基づいた Stack 分類[3]や Wehbe-Schneider 分類[4]があり，機能評価法には蟹江ら[5]の報告に基づいた日本手外科学会成績判定基準がある．

1）閉鎖性損傷

a）腱断裂(皮下断裂)単独

新鮮例は副子による 6〜8 週間の伸展位固定を行う．Altan ら[6]は副子による治療開始時期を受傷後 2 週以内と受傷後 2〜4 週で比較したが両群に有意差はなかったと報告している．また，Patel ら[7]は受傷後 4〜18 週の槌指に対し 8 週間の副子装着により治療効果が得られたと報告しており，我々は受傷後 2〜3 か月の皮下断裂陳旧例に対しても副子の適応があると考えている．

b）終止腱停止部の骨折を伴う場合

基本的には手術適応と考えているが，Wehbe ら[4]は手術の難易度と治療成績の不安定性から副子による保存治療を勧めている．また，Garberman ら[8]は副子による保存治療の開始が受傷後 4 週以降に遅延しても良好な成績が得られたと報告しており，転位のない骨折例や何らかの事情で手術ができない症例には試みてもよい方法と考えている．手術は骨片の大きさによって観血的整復固定術または経皮的鋼線刺入術(石黒法[9][10])を選択している．我々は骨片が DIP 関節面の 1/4 程度未満の場合には観血的整復固定術，1/3 以上の場合には石黒法に準じた経皮的鋼線刺入術を行っている．骨片が 1/3 未満で経皮的鋼線刺入術を行っても整復位が保てない場合には，観血手術とし直視下鋼線固定または引き抜き縫合(pull-out suture)で固定している．

症例 1：39 歳，男性(図 4)

野球の練習中にボールを捕ろうとして受傷した．受傷から 2 か月が経過し，左環指の腫脹は軽減したが伸展ができないことに気付いて来院した．初診時，左環指 DIP 関節の自動関節可動域は −30/50 であり，X 線写真上 DIP 関節背側近位に小骨片を認めた．骨性槌指の診断のもと，指ブロック麻酔下に観血手術を行う方針になった．手術は Y 字切開で損傷部位を展開し，5-0 ワイヤーで小骨片を新鮮化した終止伸腱停止部へ引き抜き縫合で固定した．さらにもう 1 本の 5-0 ワイヤーで終止伸腱を末節骨停止部へ引き寄せるように縫合した．術後 3 か月で骨癒合が得られ，術後 6 か月時点での自動関節可動域は 0/55 であった．

症例 2：48 歳，男性(図 5)

椅子に右手を挟んで受傷した．右環指の疼痛，腫脹が軽減しないために来院した．X 線撮影したところ，末節骨背側に転位を伴う骨折を認めた．骨性槌指の診断のもと，指ブロック下に経皮的鋼線刺入術で整復固定を行った．術後 2 か月で骨癒合が得られ，術後 6 か月時点での自動関節可動域は 0/60 であった．

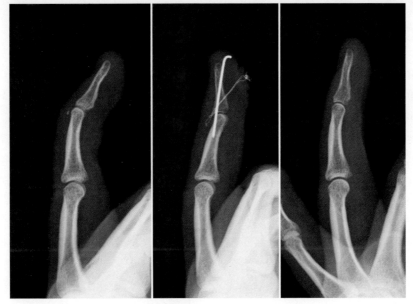

図 4. 症例 1：39 歳，男性
a：術前単純 X 線写真
b：術直後．引き抜き縫合に加え，鋼線による DIP 関節固定を追加した．
c：術後 3 か月

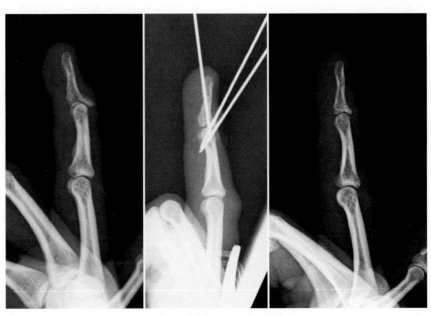

図 5. 症例 2：48 歳，男性
a：術前単純 X 線写真
b：術中
c：術後 6 か月

2）開放性損傷例
a）腱断裂単独

腱縫合で修復するが損傷部位によっては縫いしろに乏しい場合がある．末梢断端の縫いしろが乏しい場合には爪母を損傷しないように真皮や骨膜へ水平マットレス縫や結節縫合を行う．末梢断端への縫合が困難な場合には引き抜き縫合を行う．

b）末節骨骨折を伴う場合

骨折部位や程度に応じて鋼線やワイヤー，スクリューなどの固定材料を選択して骨固定と伸筋腱の修復を行う．

B．Zone Ⅱ

2本の側索(lateral band)が損傷されると槌指変形が起こる．側索は非常に細いので丁寧な縫合を行い，槌指変形予防のためにDIP関節の伸展位での固定も必要である．

C．Zone Ⅲ

開放性損傷では直視下に損傷部位を確認できるが，閉鎖性損傷(皮下断裂)では中央索(central band)断裂が生じても両側側索が温存されていると手指の屈曲伸展運動が可能であり，中央索断裂を見逃す可能性がある．この閉鎖性中央索断裂の有無を確認するためにはElson test[11]が有用である．中央索断裂が放置されるとボタンホール変形(button hole deformity)を生じ，経過とともにPIP関節やDIP関節の拘縮を伴うようになる．ボタンホール変形の進行度分類はTubiana[12]やZancolli[13]の分類を用いている．

1）閉鎖性損傷(皮下断裂)

新鮮な中央索皮下断裂はPIP関節伸展副子が有用であり，我々は副子による6週間の固定を行っている．骨折を伴っている場合には骨折部位や程度に応じて鋼線やプレート，スクリューなどで骨固定を行うとともに中央索の修復を行う．ボタンホール変形を呈している陳旧例でもPIP関節やDIP関節の関節拘縮が軽度であれば，PIP関節伸展副子の適応がある．副子装着や可動域訓練を行ってもボタンホール変形や関節拘縮が改善されなければ手術適応になる．手術は失われた正中索伸展力の再建と，掌側へ転位した側索を剝離もしくは移行させて掌側への再転位を防ぐことを目的にして行う．理想的には手術時に関節拘縮がないことが望ましいが，経過の長い陳旧例では保存治療による関節拘縮の解除は難しく，関節拘縮解除と正中索，側索の再建を行わなければならない．ボタンホール変形の再建は正中索を直接再縫合する方法[14〜16]，側索を移行して再建する方法[17〜20]，腱移植を併用して再建する方法[21,22]など，様々な再建法が報告されている．我々は断裂した正中索の断端が確認できる症例には正中索を剝離，前進させて直接縫合を行っている．正中索断端が瘢痕化して明瞭ではない症例にはMatev法[17,20]に準じた側索移行による正中索再建かFowler[22]に準じた腱移植による再建を行っている．熱傷後のボタンホール変形は伸筋腱の欠損と瘢痕化が広範に及んでおり，固有指部内には再建に用いることのできる組織が少ないことと腱移植を併用しても力源が伝わりにくいことからPIP関節固定術を選択している．また，侵襲性の高い手術を望まない高齢者には終止腱部の腱切り術[22,23]を行っている．

症例3：21歳，男性(図6)

ラグビーの試合中に受傷し，受傷翌日に来院した．初診時，PIP関節の伸展は不可能であり，X線写真上骨折は認めなかった．中央索の皮下断裂と診断し，伸展副子によるPIP関節の固定を開始した．PIP関節伸展副子を6週間装着した後，関節可動域訓練を行い，受傷前と同様の関節可動域を獲得できた．

症例4：16歳，女性(図7)

バスケットボールの練習中に受傷し，近医整形外科で伸展副子装着を指導されたが自己判断で中止していた．左小指の変形が進行し，関節可動域も制限されてきたために，受傷後5か月で前医から紹介されてきた．初診時，左小指はボタンホール変形を呈しており，PIP関節の拘縮も伴っていた．PIP関節伸展副子の装着を再開したが，拘縮解除は困難であり，手術時にPIP関節の拘縮も解

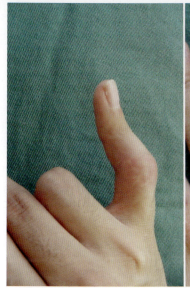 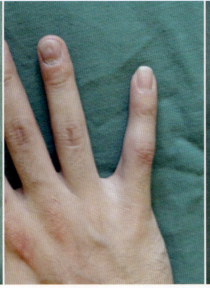 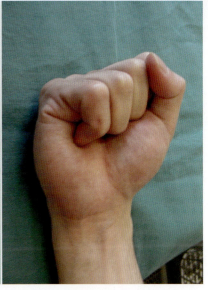

a．初診時外観　　　　　　　b．受傷後6か月．伸展時　　　　　c．受傷後6か月．屈曲時

図 6．症例 3：21 歳，男性

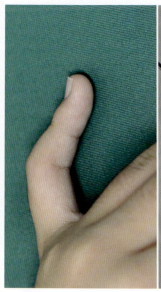 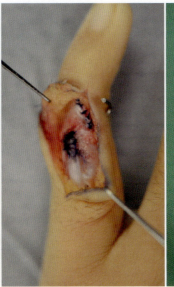 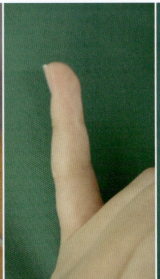 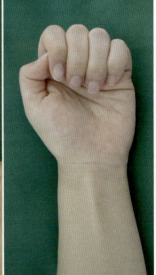

a|b|c|d

図 7．症例 4：16 歳，女性
a：初診時（受傷後 5 か月）．外観
b：術中所見．中央索縫合に加え，側索の rerouting を追加した．
c：受傷後 16 か月．伸展時
d：受傷後 16 か月．屈曲時

除することになった．手術は PIP 関節屈曲拘縮を解除した後，瘢痕化した中央索を剝離し，前進させ，中央索停止部へ直接縫合した．さらに Matev 法[17)20)]に準じて中央索の再建を行った．術後 1 年 4 か月時点で，PIP 関節の伸展制限がわずかに残っているが日常生活に支障はない．

2）開放性損傷

伸筋腱の欠損がない限り，縫合して PIP 関節の固定を行い，伸展位で局所の安静を保つ．確実な PIP 関節固定が必要な場合には鋼線による固定を追加する．

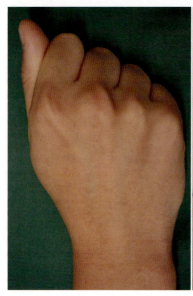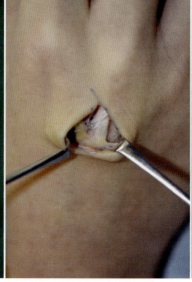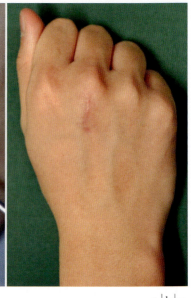

図 8. 症例 5：14 歳，男児　　　　　　　　　　　　　　　　　a｜b｜c
a：初診時．右中指伸筋腱は屈曲時尺側へ脱臼する．
b：術中所見．矢状索の縫縮に加え，腱間結合の一部を翻転して補強した．
c：術後 6 か月．右中指伸筋腱は正常な位置で保持されている．

D．Zone Ⅳ

切創などによる開放性損傷は腱縫合による修復を行い，術後 PIP 関節を伸展位で保持しておく．

E．Zone Ⅴ

閉鎖性損傷ではリウマチに関連しない MP 関節部での伸筋腱脱臼を経験することがある．Wheeldom[24]は原因から外傷性，先天性，病的変化に分類し，McCoy ら[25]は外傷性，先天性，変性の 3 つに原因を分類した．Ishizuki ら[26]は外傷性および特発性伸筋腱脱臼の発生機序と治療法について報告した．我々は外傷による伸筋腱脱臼が明らかな症例に対しては手術による損傷部位の修復を行っている．原因がはっきりしない特発性伸筋腱脱臼に対しては 4～6 週間の MP 関節固定を行い，この保存治療に反応しない伸筋腱脱臼に対して手術を行うようにしている．

開放性損傷では損傷部を縫合して MP 関節の固定を行い，伸展位で局所の安静を保つ．

症例 5：14 歳，男児（図 8）

テニスの練習後，右中指 MP 関節部の疼痛と伸筋腱の脱臼を自覚したために来院した．初診時，原因となるような外傷歴はなかった．手指屈曲時，右中指伸筋腱は MP 関節部で疼痛を伴いながら尺側へ脱臼した．6 週間の MP 関節固定を行ったが，伸筋腱脱臼は治癒しなかったため，手術を行うことになった．手術は弛緩していた矢状索（sagittal band）を縫縮し，さらに尺側の腱間結合の一部を橈側へ翻転して補強した．

F．Zone Ⅵ

手指の伸展運動には複数の伸筋腱が関わっており，損傷された伸筋腱の確実な診断，同定が重要である．新鮮例では腱縫合した後，4 週間 MP 関節を伸展位で保持する．陳旧例ではしばしば腱移行術や腱移植術で対応することになる．腱移行術や腱移植術では，腱縫合部の緊張度決定には経験を要する．

G．Zone Ⅶ

伸筋支帯部で修復することになるので腱縫合部が伸筋支帯にかかるようであれば，伸筋支帯の部分的な開放を行う．この Zone では 6-strands による腱縫合が可能な太い伸筋腱も存在するが，術後の一定期間固定を行っているので 4-strands による腱縫合に止めている．伸筋支帯の pully としての重要性は低いとされているが，複数の伸筋腱を縫合した場合には伸筋支帯を皮弁状に起こして新たな伸筋支帯を作成している．

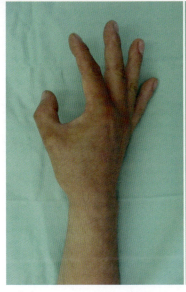
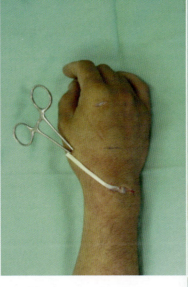
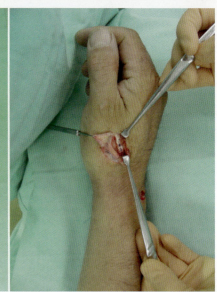
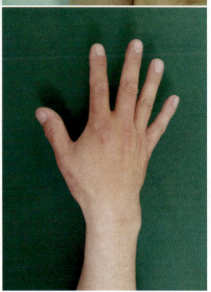

図 9.
症例 6：47 歳，男性
 a：術前．右母指伸展は不能である．
 b：術中．示指伸筋腱を移行した．
 c：術中．示指伸筋腱を長母指伸筋腱へ編み込み縫合した．
 d：術後 6 か月．伸展制限はない．

H．Zone Ⅷ

　筋腱移行部から筋組織にかけての損傷は，腱組織であれば比較的容易に強固な腱縫合が可能である．しかし，筋組織の縫合は挫滅の程度が増すごとに難易度が上がる．筋組織損傷が深部まで達している場合には後骨間神経損傷の有無の確認も必要である．

2．母指の伸筋腱（長母指伸筋腱）損傷治療

　長母指伸筋腱は太く，牽引力が強いため，新鮮例では腱縫合術，陳旧例では腱移行術を選択することが多い．Zone T Ⅴでの伸筋腱損傷では橈骨神経背側枝や橈骨動脈浅枝の損傷も合併している可能性があり，注意が必要である．また，長母指伸筋腱は牽引力が強いため，修復後の固定も重要である．Zone T Ⅰ，ⅡはIP関節の伸展位固定，Zone Ⅲ，ⅣではIP関節，MP関節の伸展位固定を行い，Zone T Ⅴでは母指外転対立位で固定する．

症例 6：47 歳，男性（図 9）
　風呂場の掃除中に右母指の伸展が不能になり，近医を受診したところ長母指伸筋腱断裂を疑われ紹介された．既往歴では 19 歳時に自動車レース中に事故を起こし，多発外傷を受傷していた．初診時，右母指は伸展できず，単純 X 線写真上尺骨茎上突起の偽関節を認めた．超音波検査では伸筋支帯部遠位で長母指屈筋腱が断裂していた．腕神経叢ブロック麻酔下に第 3 区画を開放すると，長母指屈筋腱中枢断端は浮腫状で変性しており，腱同士の端々縫合は不可能であった．示指伸筋腱を移行して再建することにし，示指伸筋腱を長母指伸筋腱に編み込み縫合した．術後 6 か月時点で，右母指の伸展制限はなく，日常生活にも支障はない．

参考文献

1) Kleinert, H. E., et al. : Report of the committee on tendon injuries. J Hand Surg. **8A** : 794-798, 1983.
   Summary 国際区分の基になっている.
2) 日本手外科学会手外科用語集. 改訂第 5 版付録. 2016.
3) Stack, H. G. : Mallet finger. Hand. **1** : 83-89, 1969.
4) Wehbe, M. A., et al. : Mallet fractures. J Bone Joint Surg. **66A** : 658-669, 1984.
5) 蟹江純一ほか：最近 14 年間に治療した mallet finger についての検討. 整形外科. **34** : 1499-1501, 1983.
6) Altan, E., et al. : Soft-tissue mallet finger injuries : a comparison of early and delayed treatment. J Hand Surg. **39A** : 1982-1985, 2014.
7) Patel, M. R., et al. : Conservative management of chronic mallet finger. J Hand Surg. **11A** : 570-573, 1986.
8) Garberman, S. F., et al. : Mallet finger : results of early versus delayed closed treatment. J Hand Surg. **19 A** : 850-852, 1994.
9) 石黒 隆ほか：骨片を伴った mallet finger に対する closed reduction の新法. 日手会誌. **5** : 444-447, 1988.
   Summary Extension block により整復を行う画期的な方法の日本語論文.
10) Ishiguro, T., et al. : Extension block with Kirschner wire for fracture dislocation of the distal interphalangeal joint. Tech Hand Up Extrem Surg. **1** : 95-102, 1997.
11) Elson, R. A. : Rupture of the central slip of the extensor hood of the finger. J Bone Joint Surg. **68B** : 229-231, 1986.
    Summary 中央索皮下断裂を疑った時には必須の検査法.
12) Tubiana, R. : Surgical repair of the extensor apparatus of the fingers. Surg Clin North Am. **48** : 1015-1031, 1968.
    Summary Tubiana によるボタンホール変形の進行度分類.
13) Zancolli, E. A. : Structual and dynamics basis of hand surgery. 2nd ed. 83-88, JB Lippincott, Philadelphia, 1979.
    Summary Zancolli によるボタンホール変形の進行度分類.
14) Grundberg, A. B. : Anatomic repair of boutonniere deformity. Clin Orthop Relat Res. **153** : 226-229, 1980.
15) Urbaniak, J. R., et al. : Chronic boutonniere deformity—an anatomic reconstruction. J Hand Surg. **6A** : 379-383, 1981.
16) Caroli, A., et al. : Operative treatment of the post-traumatic boutonniere deformity. A modification of the direct anatomical repair technique. J Hand Surg. **15B** : 410-415, 1990.
17) Matev, I. : Transposition of the lateral slips of the aponeurosis in the treatment of long standing "Boutonniere deformity" of the finger. Br J Plast Surg. **17** : 281-286, 1964.
    Summary Rerouting による代表的再建法のオリジナル論文.
18) Littler, J. W., et al. : Redistribution of forces in the correction of boutonniere deformity. J Bone Joint Surg. **49A** : 1267-1274, 1967.
19) Snow, W. J. : Use of a retrograde tendon flap in repairing a severed extensor in the PIP joint area. Plast Reconstr Surg. **51** : 555-558, 1973.
20) Terrill, R. Q., et al. : Correction of the severe nonrheumatoid chronic boutonniere deformity with a modified Matev procedure. J Hand Surg. **17A** : 874-880, 1992.
21) Rico, A. A., et al. : Tendon reconstruction for postburn boutonniere deformity. J Hand Surg. **17A** : 862-867, 1992.
    Summary ボタンホール変形に対する腱移植による再建の代表的論文.
22) Fowler, S. B. : The management of the tendon injuries. J Bone Joint Surg Am. **41A** : 579-580, 1959.
23) Dolphin, J. A. : Extensor tenotomy for chronic boutonniere deformity for finger ; report of two cases. J Bone Joint Surg. **47A** : 161-164, 1965.
24) Wheeldom, F. T. : Recurrent dislocateion of extensor tendons in the hand. J Bone Joint Surg. **36B** : 612-617, 1954.
25) McCoy, F. J., et al. : Lumbrical loop operation for luxation of the extensor tendons of the hands. Plast Reconstr Surg. **44** : 142-146, 1969.
26) Ishizuki, M. : Traumatic and spontaneous dislocateion of extensor tendon of the long finger. J Hand Surg. **15A** : 967-972, 1990.
    Summary 外傷性と特発性伸筋腱脱臼の違いについて述べている.

◆特集/四肢外傷対応マニュアル
手指部熱傷の急性期治療

樫村　勉*1　仲沢弘明*2

Key Words：熱傷(burn)，デブリードマン(debridement)，植皮(skin graft)，化学損傷(chemical injury)，熱圧挫(heat press injury)

Abstract　手指の熱傷は，適切な治療を怠ると，瘢痕拘縮により整容的にも機能的にも重篤な後遺症を招来し，患者の QOL を著しく低下させることがある．それ故に，熱傷の重症度において，「特殊部位の熱傷」として分類され，より専門的な治療が必要とされている．手指部熱傷は，乳幼児から高齢者まで幅広い年齢層で受傷することの多い熱傷である．また，受傷原因も高温液体，火炎，蒸気，熱圧挫，化学物質など多彩である．手指は，手掌と手背では組織学的，解剖学的に異なった特徴を有するため，それぞれで治療方針が異なる．特に，手背では早期に植皮術を行うことが多い．

本稿では，手指部熱傷の特徴ならびに我々の治療方針と実際の治療法について述べる．

はじめに

手指の熱傷は，熱傷の重症度において「特殊部位」として分類され，早期からの専門医の治療が必要とされている．手指は，露出部位であるため，乳幼児から高齢者まで幅広い年齢層で熱傷を受傷することの多い部位である．また，受傷原因は，高温液体，火炎，蒸気，熱圧挫，化学物質など多岐に亘る．さらに，手掌と手背は，角質層の厚さなど皮膚の組織学的な構造の相違があり，手掌の皮下には厚い脂肪層の下に腱，骨，関節，神経，血管などの重要な組織があるが，手背の皮下には脂肪層はほとんどなく，その直下にこれらの組織があるという解剖学的な相違もある．

手指の熱傷の治療は，機能的・整容的に満足な結果を得ることが重要である．本稿では，患者の年齢，受傷機転，受傷部位のそれぞれにおける特徴と治療方針について述べる．

手指の組織学的・解剖学的特徴を踏まえた熱傷治療

手背側の皮膚は，薄くしなやかで可動性に富んでいる．また，皮下脂肪がほとんどないため皮膚直下に伸筋腱，骨，関節，靱帯がある．そのため，手背の深達性熱傷では，これらの組織まで障害が及ぶことが多く，治療に難渋する．その結果，関節拘縮を招来し，機能的予後が著しく不良となる．それゆえ，早期から手術療法を行うなど積極的な治療方針を心がけることが必要である．

手掌側の皮膚は，1.5〜2 mm 厚の極めて厚い角質層と透明帯を有する．エクリン腺が多く分布しているため，創傷治癒が良好である．また，弾力性に富んだ皮下脂肪が発達しており，手掌腱膜が深部の組織を保護しているため，腱，骨，関節などに熱傷の損傷が及ぶことは稀であるため，保存的治療を行う．

年齢による手指部熱傷の特徴

1．小　児

小児は，成長に伴って熱傷の受傷機転が変化す

---

*1 Tsutomu KASHIMURA，〒173-8610　東京都板橋区大谷口上町 30-1　日本大学医学部形成外科学系形成外科学分野，助教
*2 Hiroaki NAKAZAWA，同，主任教授

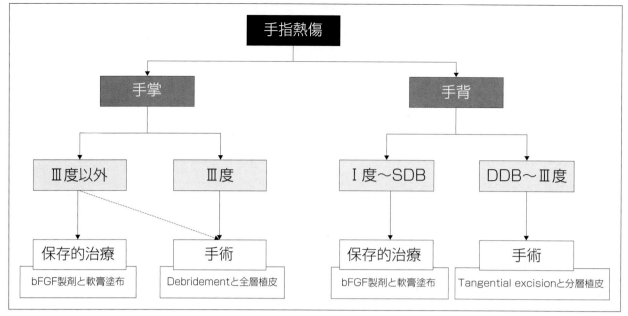

図 1. 我々の手指の熱傷の治療アルゴリズム

る.特に2歳頃までは高温液体(お茶などの入った容器を倒す),蒸気(炊飯器の蒸気に触れる),高温個体(熱した鉄板に触れる)による受傷が多い.これらの多くは,好奇心から熱源に触れるものであり,手掌側に受傷することが多い.また,逃避行動も未発達であるため,深達性熱傷となることも少なくない.

2.成 人

成人では,一般的な高温液体や火炎による受傷が多い.さらに,プレス機などによる熱圧挫創や薬品による化学損傷など多彩な受傷原因があり,それらに応じた治療が必要になる.

受傷部位による治療方針(図1)

手背は,皮膚と皮下脂肪の厚さが薄く,熱傷により深部の腱,骨,関節などが露出しやすい.そのため,手背の深達性熱傷に対しては,早期からの焼痂切除と創閉鎖が推奨されている[1].手掌熱傷では,明らかなⅢ度熱傷を除いて,保存的治療を行う.保存的治療の結果,拘縮をきたした場合には植皮術や,症例によっては皮弁術を施行する.

治療の実際

1.保存的治療

他部位と同様に,Ⅰ度から浅達性Ⅱ度熱傷の場合,感染を生じなければ,軟膏塗布などによる保存的治療により2週間程度で上皮化が得られ,後遺症を残すことはない.

保存的治療は,塩基性線維芽細胞増殖因子(bFGF)製剤の使用を第一選択としている.bFGF製剤は,創治癒の促進に加えて,瘢痕の質の改善が得られることが報告されている[2,3].また,受傷後早期に使用を開始することによって上皮化までの期間が短縮することが報告されている[4].熱傷診療ガイドラインにおいても,推奨度「A*」として記載されている[5].

広範囲熱傷に合併した手指熱傷の保存的治療では,シーネなどを用いてintrinsic plus position(図2:① 手関節は10〜20°背屈,② 示指から小指のMP関節は60〜90°屈曲,③ 示指から小指のIP関節は伸展位,④ 母指は外転対立位)を保持する.Intrinsic plus positionの保持により,手内筋の拘縮を予防する.MP関節側副靱帯を伸展することでMP関節の伸展拘縮を予防する.IP関節の掌側板,側副靱帯を伸展することやIP関節の屈拘

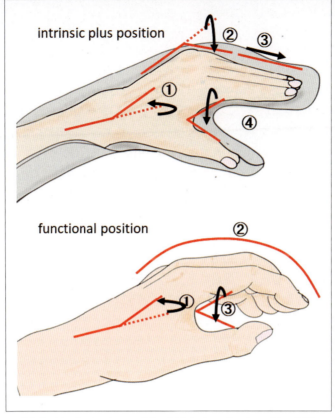

図 2. Intrinsic plus position（上）と functional position（下）

縮曲を予防するなどの効果がある．また，症例によっては，シーネを使用せず指間と手掌にガーゼを置くことにより，functional position（図 2：① 手関節は 10～20°背屈，② MP，IP 関節は軽度屈曲位でボールを握るような肢位，③ 母指は外転対立位）で固定を行うこともある．Intrinsic plus position は，前述のメカニズムにより拘縮を予防する肢位である．一方で，functional position（機能肢位）は，その肢位で関節可動域制限を生じても日常生活上の支障が最小限となる肢位であり，両者には相違がある．

2．手術療法
A．減張切開

四肢の全周性熱傷の場合，皮膚の伸展性の低下や急性期の浮腫などにより，組織内圧が上昇し末梢の循環不全や神経障害を生じるため，減張切開を行う．特にⅢ度熱傷においては，受傷後早期に適応を検討する必要がある．減張切開は，初療室などベッドサイドで行うことが多く，出血を予防するため電気メスを用いて行う．手部では，伸筋腱が露出しないよう手背の指間を切開する．指部では，側正中線を切開する．正常脂肪が露出し，十分に組織内圧が減圧される層まで切開する．症例によっては，筋膜まで切開することもある．

B．デブリードマン

Jackson は，深達性Ⅱ度熱傷創を凝固帯（zone of coagulation），うっ血帯（zone of stasis），充血帯（zone of hyperemia）の 3 部位に分類した．深達性Ⅱ度熱傷では，うっ血帯が 3～7 日で凝固帯へと移行し壊死が拡大する．早期に凝固帯を切除することで，うっ血帯の凝固帯への移行を予防し，深部組織への壊死の進行を予防し得る[6]．特に手背の深達性Ⅱ度熱傷では，腱や骨などの露出のリスクが高く，うっ血帯が凝固帯に移行する前に行う，早期のデブリードマンが有用である．カミソリやフリーハンドダーマトームなどを用いて，壊死組織を創面と接線方向に切除する tangential excision を行う[7]．手背や指背などの小範囲の場合に

は，カミソリを使用するが，使用の際に刃を3 mm 程度出すと操作しやすい．また，中手骨などの凹凸によりデブリードマンを行いづらい場合には，皮下に生理食塩水を注入し創面を平坦化するとよい．健常な真皮からの点状出血が得られるまで連続的にデブリードマンを行う．駆血下にデブリードマンを行う場合には，適宜駆血を解除し，デブリードマンが適切に行われていることを確認する．健常な真皮皮下組織を温存しつつ腱や骨などが露出しないよう，確実に壊死組織を切除する必要がある．また，近年では，短時間で出血量を少なくし得る方法として，VERSA JET™ Ⅱ Hydrosurgery System(Smith and Nephew，英国)を用いたデブリードマンについての報告も散見されている[8)9)]．

デブリードマン後は，3,000 倍エピネフリンに浸漬した包帯を患肢に巻いて圧迫止血を行う．10 分程度の後，中枢側より包帯を外しながら電気メスで十分に止血を行う．

C．植皮術

手指の植皮術では，sheet skin graft が原則となる．我々は，手背では分層植皮，手掌では全層植皮を選択している．

特に小児例における分層植皮では，頭部からの採皮を第一選択としている．頭部からの採皮は，採皮後の上皮化が早い，瘢痕が目立たない，同一部位から複数回の採皮が可能であるという利点を持つ．採皮を行う際には，帽状腱膜下の疎性結合組織の層に生理的食塩水で 10 万倍希釈したエピネフリンを注入し，採皮部が平坦になるよう配慮している．全層植皮の場合には鼠径部からの植皮を第一選択としている．鼠径部の植皮では，手掌において術後の color match の不良が問題となるが，これに対しては足底非荷重部からの植皮により，二期的に修正を行っている．

植皮部の固定には，tie over dressing を行わず，ガーゼと包帯による bulky dressing を行い前述の intrinsic plus position もしくは functional position を保つようにしている．症例に応じて鋼線刺入による固定を行うこともある．また，本邦においては保険適用外であるが，局所陰圧閉鎖療法による手指の植皮の固定法についての報告も散見されている[10)]．局所陰圧閉鎖療法を用いた固定では，術後早期からのリハビリテーションが可能である．いずれの方法でも術後は，患肢を挙上位にして浮腫を予防する．

症例 1(図 3)：55 歳，女性

就労中，ゆで釜の中に右上肢が浸かり受傷した．右上肢に TBSA 5% のⅡ～Ⅲ度熱傷を受傷した(図 3-a, b)．手背の深達性熱傷を認めたため，受傷 5 日目に全身麻酔下に手術を行った(図 3-c)．駆血下に，剃刀を用いて手背の熱傷創に対して tangential excision を施行した．真皮深層が残存し，一部で脂肪が露出した(図 3-d)．手掌側はデブリードマンを施行しなかった．大腿部より分層皮膚を採取し，sheet skin graft を行った(図 3-e)．手部は，intrinsic plus position でシーネを用いて固定した．術後 3 年が経過し，機能障害はみられていない(図 3-f～h)．

D．皮 弁

腱，骨，関節が露出した場合には，皮弁による創部の被覆が必要となる．特に，手背部の深達性熱傷で皮弁による再建が必要になることが多い．手背部の皮弁による再建では，手背の皮膚の特徴に合わせて，薄くしなやかな皮弁を選択する．その際に選択される皮弁は，腹壁皮弁，鼠径皮弁，浅側頭筋膜弁，足背皮弁，静脈皮弁，大網弁などが選択される．

特殊な手指部熱傷の治療

手指の熱傷は，労務災害で受傷することが多いことも特徴のひとつである．その中でも，特に熱圧挫創と化学損傷では特殊な治療を要する場合がある．

1．熱圧挫創

プレス機を使用した作業中に受傷することが多い．熱と圧力の複合的な損傷であり，深達性熱傷となりやすい．受傷直後には，損傷された組織の

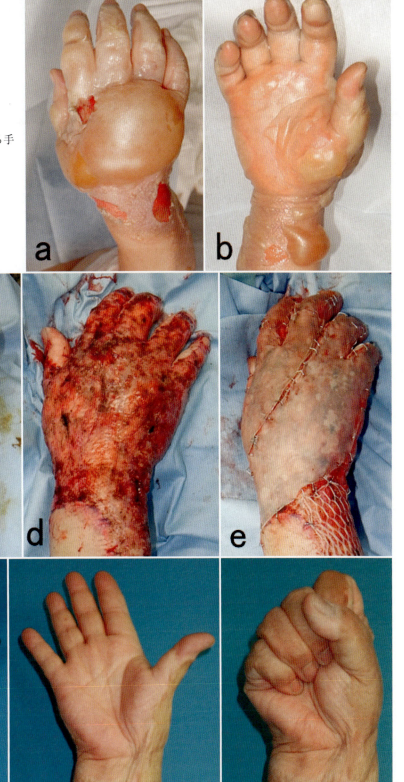

図 3.
症例 1:55 歳,女性.高温液体による手指熱傷の手術例
　a:受傷時手背側
　b:受傷時手掌側
　c:受傷後 5 日目
　d:デブリードマン後
　e:植皮後
　f～h:術後 3 年

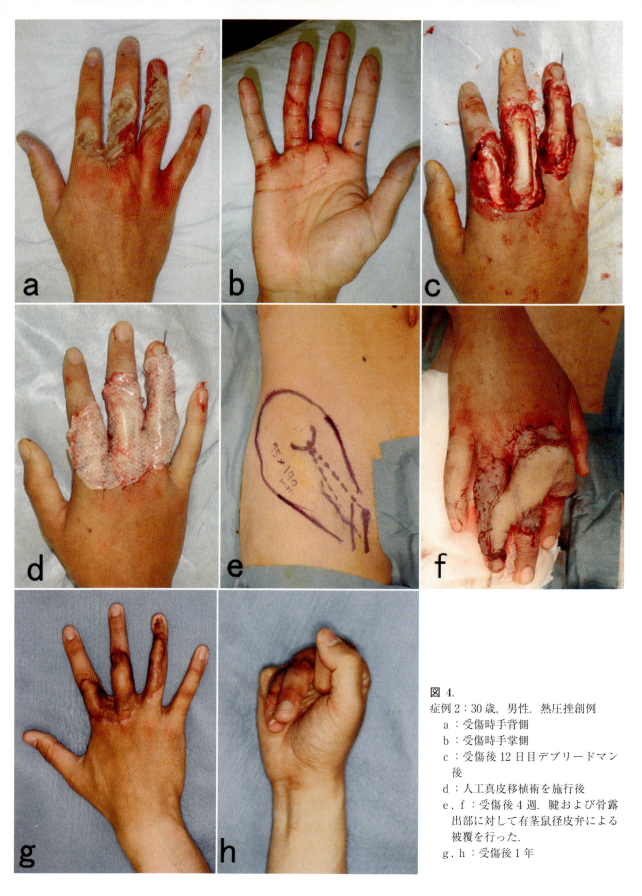

図 4.
症例2:30歳, 男性. 熱圧挫創例
 a:受傷時手背側
 b:受傷時手掌側
 c:受傷後12日目デブリードマン後
 d:人工真皮移植術を施行後
 e, f:受傷後4週. 腱および骨露出部に対して有茎鼠径皮弁による被覆を行った.
 g, h:受傷後1年

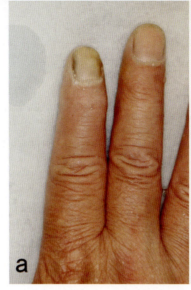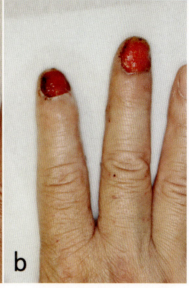

図 5.
症例 3:51 歳,男性.化学損傷例
　a:当院初診時
　b:抜爪および洗浄後

範囲を診断することが困難であり,しばしば壊死の進行が認められる.受傷後早期には,明らかな壊死組織のみデブリードマンを施行し,腱などの組織は可及的に温存する.その際に,創面の状況に応じて人工真皮を創面に貼付する.その後,損傷された組織の範囲が確定してから創部の被覆を行う.腱などの露出を伴い皮弁による再建が必要となることが多い.

　症例 2(図 4):30 歳,男性
　ビニールを圧着する機械に挟まれ右示指～環指の指背に深達性熱傷を受傷した(図 4-a, b).ベッドサイドで複数回のデブリードマンを施行した.経過中に壊死の進行を認めた.受傷後 12 日目に,全身麻酔下でのデブリードマンを施行した.示指～環指の伸筋腱と中指の基節骨が露出した(図 4-c).人工真皮移植術を施行した(図 4-d).人工真皮貼付後は局所陰圧閉鎖療法により管理を行った.受傷後 4 週間で,腱および骨露出部に対して有茎鼠径皮弁による被覆を行った(図 4-e, f).その後,皮弁の切り離しと指間形成術を施行した.受傷後 1 年が経過し,形態,機能ともに良好な結果が得られている(図 4-g, h).

　2.化学損傷
　薬品を使用する作業中に受傷することが多い.手指の化学損傷症例の診療の際には,薬品名,受傷時間,曝露時間についての詳細な問診を行う.また,問診と並行して大量の流水による局所の洗浄を行い,薬品を除去する必要がある.さらに,爪下への薬品の浸潤が疑われる場合には,局所麻酔下に抜爪を行い,爪下の薬品も除去する.薬品によっては,全身管理や特殊な初期対応を要するものもある[11].本邦では,特に清掃作業に使用されるフッ化水素による手指の化学損傷の報告例が多くみられる.フッ化水素による化学損傷の場合には,グルコン酸カルシウムの局所注射や外用を考慮する[12].フェノールは,水に溶解しないためポリエチレングリコールを用いて除去する.セメントは,水に溶解し強アルカリ性となるため十分に払い落とした後に洗浄を行う.生石灰は,水に溶解すると発熱するため,同様に十分に払い落とした後に洗浄を行う.また,化学損傷では経過とともに組織損傷が進行するため,追加のデブリードマンを要することも多く,受傷後数日に亘り局所の観察が必要になる.

　症例 3(図 5):51 歳,男性
　フッ化水素を含む洗剤が右示指と中指に付着し受傷した.受傷後に創部の疼痛が増悪し当院を受診した.右示指と中指の爪部が白色に変化し,強い疼痛を認めた(図 5-a).直ちに,局所麻酔下に抜爪を行い,大量の流水で洗浄を行った(図 5-b).8.5% グルコン酸カルシウム製剤の局所注射と持続動脈注射を施行した.受傷後 2 週間で創部の上皮化が得られた.

おわりに

手指熱傷は，患者，受傷原因，受傷部位，熱傷深度が多彩であり，それぞれで治療方針が異なってくる．初診時に熱傷創を的確に評価し，迅速に治療方針を決定することが重要である．

参考文献

1) Kamolz, L. P., et al.：The treatment of hand burns. Burns. **35**(3)：327-337, 2009.
   Summary 手指部熱傷に関して詳細に記述された総説である．
2) Akita, S., et al.：The quality of pediatric burn scars is improved by early administration of basic fibroblast growth factor. J Burn Care Res. **27**(3)：333-338, 2006.
   Summary 小児の熱傷症例において bFGF の使用により，バンクーバースケールで熱傷瘢痕が正常皮膚に近づくことを報告した．
3) Akita, S., et al.：A basic fibroblast growth factor improved the quality of skin grafting in burn patients. Burns. **31**(7)：855-858, 2005.
   Summary 成人の熱傷で bFGF の使用により，肥厚性瘢痕の形成が抑制されることを報告した．
4) 藤原 修ほか：新鮮深達性Ⅱ度熱傷創の bFGF 製剤による局所治療の経験．熱傷．**34**(2)：71-79, 2008.
   Summary ビデオマイクロスコープで診断した深達性Ⅱ度熱傷の症例で，bFGF の使用により治癒までの期間が短縮することを報告した．
5) 一般社団法人日本熱傷学会：熱傷診療ガイドライン(改訂第 2 版)．2015.
6) Jackson, D. M., Stone, P. A.：Tangential excision and grafting of burns. The method, and a report of 50 consecutive cases. Br J Plast Surg. **25**(4)：416-426, 1972.
   Summary 熱傷創面の 3 つの Zone に分類し，早期のデブリードマンを推奨した．
7) Janzekovic, Z.：A new concept in the early excision and immediate grafting of burns. J Trauma. **10**(12)：1103-1108, 1970.
   Summary 壊死組織を接線方向に切除する「Tangential Excision」に関する報告である．
8) Matsumura, H., et al.：The estimation of tissue loss during tangential hydrosurgical debridement. Ann Plast Surg. **69**(5)：521-525, 2012.
   Summary ハイドロサージェリーシステムを使用したデブリードマンについて，多施設共同研究を行った報告である．
9) 朝日林太郎ほか：手背部の深達性Ⅱ度熱傷治療におけるハイドロサージェリーシステム「バーサジェット」の使用経験．熱傷．**41**(2)：70-75, 2015.
10) 川上善久ほか：【陰圧閉鎖療法の理論と実際】上肢に対する陰圧閉鎖療法―植皮の固定としての陰圧閉鎖療法―．PEPARS．**97**：39-47, 2015.
11) Robinson, E. P., et al.：Hand chemical burns. J Hand Surg Am. **40**(3)：605-612, 2015.
    Summary 手指部化学損傷に関して詳細に記述された総説である．
12) 北川恵理ほか：フッ化水素酸による手指化学損傷の経験．熱傷．**37**(5)：303-308, 2011.

すべての外科系医師に送る、手術をステップアップさせる1冊！

PEPARS（ペパーズ） No.123 2017年3月増大号

オールカラー192頁　定価5,200円＋税

実践！よくわかる縫合の基本講座

編集／東京医科大学兼任教授　菅又　章

"きれいな"縫合のコツを
　　エキスパート講師陣が伝授！

ぜひ手にお取り下さい！

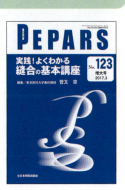

目次

形成外科における縫合法の基本（総説）	田中　克己
形成外科における縫合材料	菊池　雄二ほか
皮下縫合・真皮縫合の基本手技	横田　和典
頭部の縫合法	岸邊　美幸ほか
顔面外傷の縫合法	宮脇　剛司
眼瞼手術における縫合法	村上　正洋
頭頸部再建における縫合法	吉澤　直樹
瘢痕・ケロイドの手術における切開・縫合法の工夫	小川　令ほか
乳房再建における縫合法	堂後　京子ほか
唇裂口蓋裂手術における縫合法	佐藤　顕光ほか
四肢外傷における縫合の要点	島田　賢一
虚血肢救済手術における縫合法	安田　聖人ほか
美容外科における縫合法	鈴木　芳郎
植皮・皮弁術における縫合法	副島　一孝ほか
血管の縫合法	若槻　華子ほか
神経縫合の基礎とその実践法	林　礼人
腱の縫合法	松浦愼太郎
リンパ管の縫合法	矢吹雄一郎ほか
リンパ管静脈吻合とリンパ節移植における縫合術	成島　三長ほか
"抜糸のいらない"縫合材料	福田　智ほか

㈱**全日本病院出版会**

〒113-0033　東京都文京区本郷3-16-4
TEL：03-5689-5989　FAX：03-5689-8030
http://www.zenniti.com

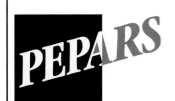

◆特集/四肢外傷対応マニュアル
四肢デグロービング損傷の治療

島田　賢一*

Key Words：デグロービング損傷(degloving injury)，人工真皮(artificial dermis)，陰圧閉鎖療法(negative pressure wound therapy；NPWT)，NPWT with instillation；NPWTi

Abstract　デグロービング損傷では皮膚・皮下とその下床組織の連続性がルーズな部位(四肢)に外力(回転力など)が加わり，皮膚の連続性が破綻し，皮膚・皮下組織が弁状に剝脱される．外力の強さにより，筋・腱，関節，骨も損傷されるがその主座は軟部組織である．通常筋・腱は下床に温存される．神経，血管は連続性を保っていても，強い力で牽引されているため，神経線維・血管内膜は高度に損傷される．また，筋膜・筋間から立ち上がる穿通枝はすべて離断されているため，剝脱組織の血行は不良である．この特殊な病態から治療には特別な配慮が必要となる．
　上肢においては手の機能再建を中心に個々の患者の背景に合わせて治療のゴールを設定する．下肢では歩行・過重に耐え得る足底，あるいは装具装着を考慮した再建が必要となる．また治療期間が長期にわたると関節拘縮や筋力低下などを生じ，QOL が低下するため注意を要する．剝脱組織を利用した再建法や人工真皮，局所陰圧閉鎖処置を併用した再建方法などについて言及する．

はじめに

　デグロービング損傷では皮膚・皮下とその下床組織の連続性が比較的ルーズな部位(四肢)に外力(回転力など)が加わり，皮膚の連続性が破綻し，皮膚・皮下組織が弁状に剝脱される．外力の強さにより，筋，腱，関節，骨も損傷されるがその主座は軟部組織である．この特殊な病態から治療には特別な配慮が必要とされる．本稿では1. 剝脱軟部組織の血行評価法, 2. 剝脱皮膚軟部組織を利用した治療法, 3. 剝脱皮膚の壊死を回避する治療法, 4. 二次再建法, について症例を供覧しながら述べる．

上肢のデグロービング損傷

　ローラーやベルトなどに手指を巻き込まれ，手指の皮膚・皮下組織が手袋を脱ぐように剝脱された損傷，また上肢においては前腕・上腕の筋群の固有筋膜上で皮膚・皮下組織が剝脱された損傷である．通常，皮膚・皮下組織・神経・血管などが剝脱され，骨傷は伴わないが，関節は脱臼することが多い．末梢方向へのベクトルが作用するため，また受傷時反射的に上肢を引き抜くため，組織は末梢を茎とした皮弁状に剝脱される．

下肢のデグロービング損傷

　交通事故などによる轢創や高速回転体への接触を原因とすることが多い．下肢筋群の固有筋膜上で皮膚・皮下組織が剝脱される．筋間からの血管，神経はともに離断され損傷する．上肢と同様に末梢方向へのベクトルが作用するため，組織は末梢を茎とした皮弁状に剝脱される．轢創の場合は皮膚の圧挫が強く，より損傷が大きい．

---

* Kenichi SHIMADA, 〒920-0293　石川県河北郡内灘町大学1-1　金沢医科大学形成外科，主任教授

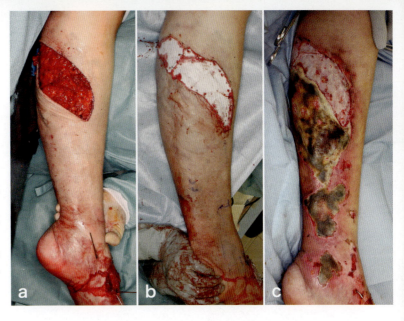

図 1.
57 歳,女性
右下腿デグロービング損傷(機械による)
　a：下腿内側の皮膚の破綻を認める.後面から側面の皮下はすべて,トンネル状にデグローブされている.皮膚の色調はそれほど悪くはない.
　b：下腿内側の皮膚を減張し,人工真皮を貼付した.
　c：受傷後 20 日目.下腿側面から後面にかけて,全層壊死となった.人工真皮は生着している.

デグロービング損傷の特徴

　皮膚は外力により無理矢理牽引されるため,最もルーズな皮下レベルで引きちぎられ,通常,筋,腱は下床に温存される.神経,血管は連続性を保っていても,強い力で牽引されているため,神経線維,血管内膜は高度に損傷される.また,筋膜,筋間から立ち上がる穿通枝はすべて離断されているため,剥脱組織の血行は不良である.圧挫や高エネルギーの損傷の場合は,腱の離断や関節の脱臼・骨折を伴う.腱は牽引に対して一番脆弱な筋腱移行部で切断される.

　手掌は皮下に強靱なバリアーである手掌腱膜が存在するため,深部組織である神経,血管,腱は温存されることが多い.手背は皮膚と下床の連続性が特にルーズであるため,比較的弱い外力で簡単に剥脱される.場合によっては何かに簡単に引っかかったのみでデグロービング損傷を生じる.

1.剥脱組織血行評価法

　デグロービング損傷においては,軟部組織の欠損を生じることは少なく,剥脱組織は弁状となっている.圧挫のベクトルは四肢末梢方向に働くことが多く,剥脱組織は末梢側を茎とした皮弁状となる.剥脱部分は皮下と筋膜(浅筋膜あるいは固有筋膜)との連続性が絶たれている.また,一部の組織が連続していても,牽引・圧挫が加わっているため穿通枝として皮弁血行に寄与することは少ない.このため剥脱組織をそのまま被覆に用いる場合は,組織の血行評価が必要となる.初見時は血行があるように見えても経時的に血行不良となることが多い(図1).血行が不良な組織は壊死組織となり,放置すると感染をきたす.感染をきたすと創治癒が遷延するため,最終的には治療期間が長期化し,機能障害がより重篤となりQOLの低下をきたす.手指などは代替再建組織の選択肢は限られるため,極力組織を温存したいが,剥脱組織の血行不良と判断した部分は積極的にデブリドマンを行うことが肝要である.

　剥脱皮弁の血行状態は通常の皮弁手術と同様に,①色調や温かさ,②うっ血の有無,③capillary refilling 反応,④ pin-prick test などを指標とする.具体的には剥脱組織断端からの出血の状態,皮膚裏面の皮下組織から透見できる血管網の観察などから,総合的に判断される[1].しかし,現実には受傷時の圧挫やスパスムなどで評価は困難なことが多い.また,受傷当初は皮膚の色調に問題がなくても後日壊死に陥ることも少なくない(図1).

　近年,遊離・有茎皮弁の血行や乳房切除後の胸部皮膚血流を評価するために indocyanin green (以下,ICG)蛍光造影が用いられており,これを応用した外傷後の皮弁評価の報告がある[2〜4].血

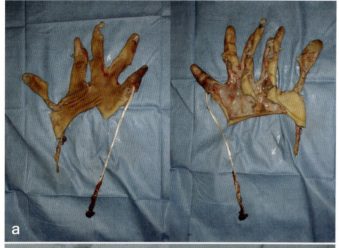

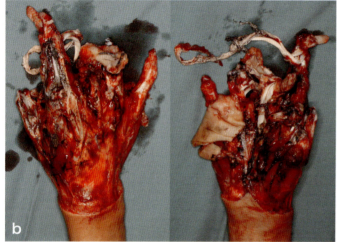

図 2-a，b.
25 歳，男性
右手のデグロービング損傷（高度回転機械による）
　a：剝脱された指軟部組織．組織内に固有指動脈を認める．
　b：受傷時．一部の屈筋腱は筋腱移行部で切断されているが，屈筋・伸筋はかなり温存されている．

行のモニタリングには感度・特異度，持続性，定量化，簡便であることが求められる．ICG 造影において，現状はまだ不十分であり正確な血行評価は困難であるが，今後期待できる検査の 1 つと思われる．

2．剝脱皮膚の壊死を回避する治療法

完全に離断された剝脱組織では，状態によっては血管吻合により組織の温存が可能な場合がある．特に指におけるデグロービング損傷では剝脱組織内に指動脈を認め，再接着できることがある．また，有茎のデグロービング損傷の剝脱組織断端や裏面に良好な静脈を認める場合も，血流ドレナージ目的で静脈吻合が可能なこともある．

デグローブされた組織は受傷時かなりダメージを受けており，血行の再灌流に成功しても壊死に陥ることが多い．離断された剝脱組織の再接着が成功し生着すれば，良好な機能と形態が再建できることは言うまでもないが，現実はそのほとんどが部分生着となる．しかし，手の組織は再建に際して代替となる組織は限られており，部分生着であったとしてもそのメリットは大きい（図 2）[5]．手掌・手背は手の機能に重要な役割を果たすので，可能なら積極的に再接着をするべきである．しかし，前述の如く，壊死組織のデブリドマンが遅延し感染をきたす場合もあるので，臨床ではそのバランスが重要となる．

有茎のデグロービング組織を温存する場合は，部分的にデブリドマンが必要となるがその境界を明確に決定することは難しい．剝脱組織を解剖学的な位置に戻す場合は，たとえ組織欠損がなくても緊張をかけてはいけない．緊張の解除は皮弁の縦方向だけでなく，横方向の緊張にも留意する（特に茎部）．減張により生じた欠損部には人工真皮を貼付し感染，組織の乾燥を防止する（図 1）．四

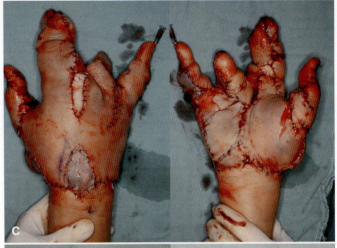
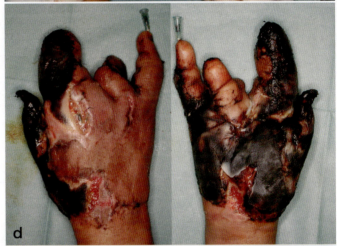
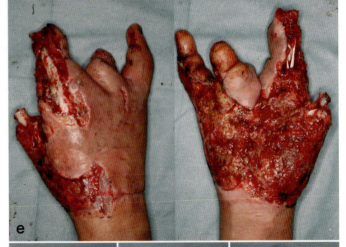
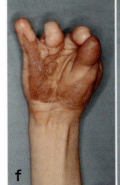
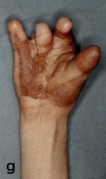
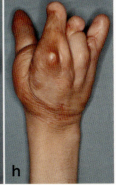

図 2-c〜h.
右手のデグロービング損傷（高度回転機械による）

c：再接着後．示指〜小指までの指動脈を5本吻合した．手関節から手背で4本の静脈を吻合した．

d：術後14日目．母指から母指球，示指背側から橈側，小指尺側から掌側，小指球，手掌が皮膚壊死となった．

e：デブリドマン後．壊死組織下には良好な肉芽を認めた．再接着組織は約半分生着した．

f〜h：二次再建後．形態的に不満足な点はあるが，母指対立，ピンチが可能で機能的には良好である．

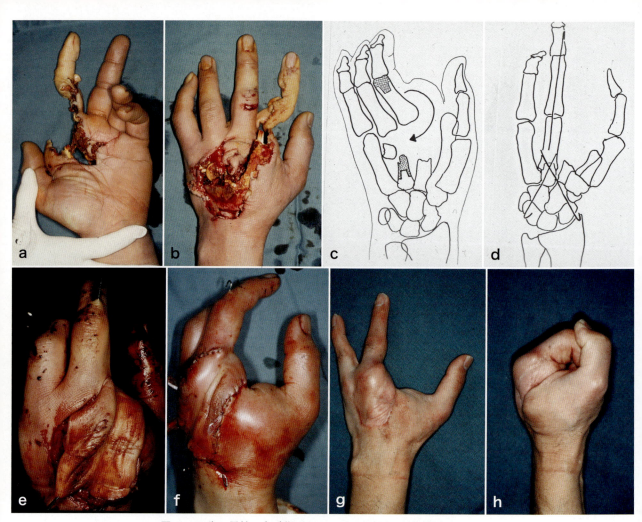

図 3. 50 歳,男性.左手指デグロービング損傷(回転機械による)
a,b:受傷時.回転する機械に巻き込まれ受傷,示指は剝脱され皮膚のみとなっている.中指 MP 関節,中手骨末梢部分が欠損している.中指血行は良好である.
c,d:骨シェーマ.中指の基節骨中枢部分をスペアパーツとして環指中手骨に移植,関節形成を行った.
e,f:術直後.中指の基節,中節,末節骨を除去し fillet flap として皮弁を挙上,示指中指欠損部分の指間に充填した.
g,h:受傷後 1 年.欠指を認めるが,対立,ピンチは良好である.握力も問題ない.形成された関節も不安定性はなく可動域も良好である.

肢においては,関節の可動を考慮し,術後は極力減張位で固定する.術後,腫脹により新たに緊張を生じることが多いので,その際は躊躇なく皮弁の固定縫合糸を抜糸して減張する.人工真皮下,皮弁下などに膿瘍を生じ感染が疑われる場合も,早期に人工真皮を除去,抜糸して局所の洗浄を行う.術後感染には即時に対応することが,ひいては早期の創閉鎖,機能温存につながる.

3.剝脱皮膚を用いた軟部組織治療法

デグロービング損傷では骨傷を生じることは少ないが,受傷機転によっては,筋,腱,関節,骨に損傷を受けることがある.手指においては末梢の組織が温存され,中枢の骨,関節が重度に損傷されている場合がある.再建は,手指の機能を重視(母指対立とピンチ,握り)し,やみくもに組織の温存にこだわらず,残された組織で最良の機能を再建することも考慮されるべきである(図 3).

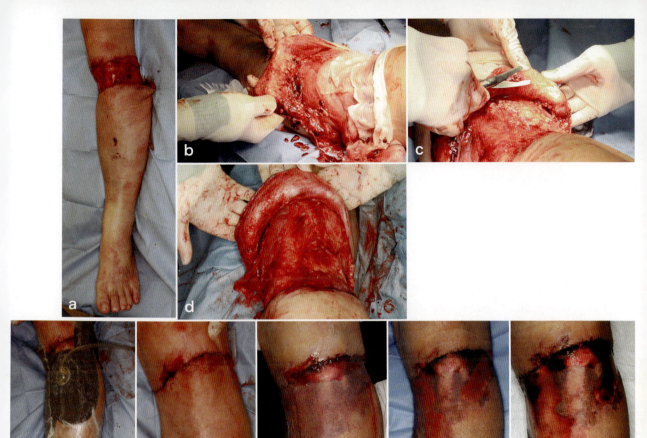
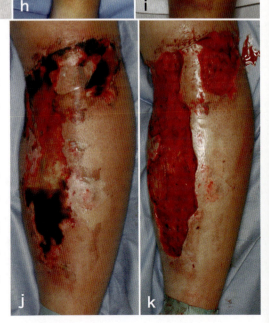

図 4.
57歳, 男性. 左下腿デグロービング損傷(バイクで転倒し受傷)
 a：受傷時. 膝下で全周性に皮膚が離断された. 下腿下 1/3 まで皮下が剥脱されていた. 皮膚色はそれほど悪くない.
 b：下腿前面の皮下組織, 筋膜上での剥脱を認める. 皮下脂肪はすべて皮膚側に付着している.
 c：脂肪除去. 剪刀にて皮膚裏面の脂肪組織を除去, 全層植皮片作成の要領で行った.
 d：脂肪除去終了時. 皮膚裏面に脂肪柱が透見できる.
 e：固定時. 皮膚を縫合し, NPWT にて皮弁を固定した.
 f：手術終了時
 g：術後 7 日目. 下腿内側にうっ血を認める. 内側末梢にびらんを認める.
 h：術後 11 日目. 下腿内側全体にびらんが拡大, 外側は正常皮膚色である.
 i：術後 13 日目. 内側潰瘍化, 内側末梢は黒色壊死を認める. 膝下部も一部潰瘍, 黒色壊死を認める.
 j：術後 16 日目. 潰瘍の辺縁が明確となってきた. 下腿外側半分が生着した.
 k：術後 20 日目. デブリドマン施行, 壊死部分下には良好な肉芽形成を認めていた.

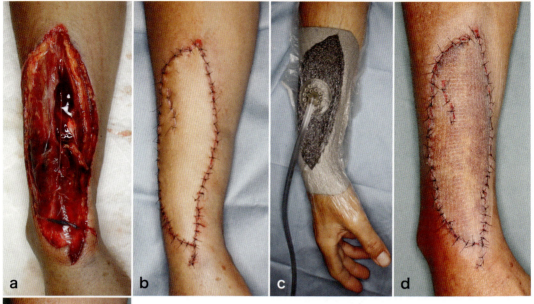

図 5.
65 歳,男性.右前腕剝脱創,皮膚離断(機械による)
 a:受傷時.皮膚・皮下組織は筋膜上で剝脱,一部腕橈骨筋が損傷されている.
 b:手術終了時.剝脱組織の皮膚の皮下脂肪組織を除去して植皮片を作成(含皮下血管網は温存した),下床を整えて,植皮術を施行した.
 c:植皮固定状態.植皮片の周囲にはアクアセル® Ag を貼付,植皮片は NPWT にて固定した.
 d:術後 7 日目.植皮片は全生着した.
 e:術後 8 か月.辺縁に軽度の肥厚性瘢痕を認めるが,color match,texture match ともに良好である.

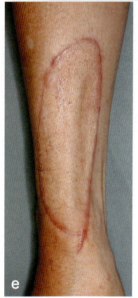

　剝脱皮膚の損傷が大きく,茎部からの血行が期待できない場合は,皮下脂肪組織を削除して有茎の薄層皮弁として利用することも可能である.含皮下血管網を温存した超薄皮弁であり,皮膚の全生着は望めないが部分的には生着可能である(図 4).

　剝脱離断された軟部組織に皮膚が含まれる場合,この皮膚を植皮として用いることができる.通常は筋,筋膜上に分層植皮として用いることが多い.剝脱部位の下床の状態が良好であれば,全層植皮として移植することも可能である(図 5).

4.二次再建法

　デグロービング損傷はその発生機序から四肢における受傷がほとんどである.上肢と下肢においては,治療のゴールが異なるため,部位的な配慮が必要である.たとえば,上肢においては手,上肢の機能の再建を個々の患者の背景に合わせて設定する必要がある.下肢では歩行・過重に耐え得る足底,あるいは装具装着のための再建が必要となる.また治療期間が長期にわたると廃用性の萎縮の問題も考慮すべきであり,時には切断を選択することも必要と思われる.

　皮弁・植皮による再建を行うが,近年,創管理

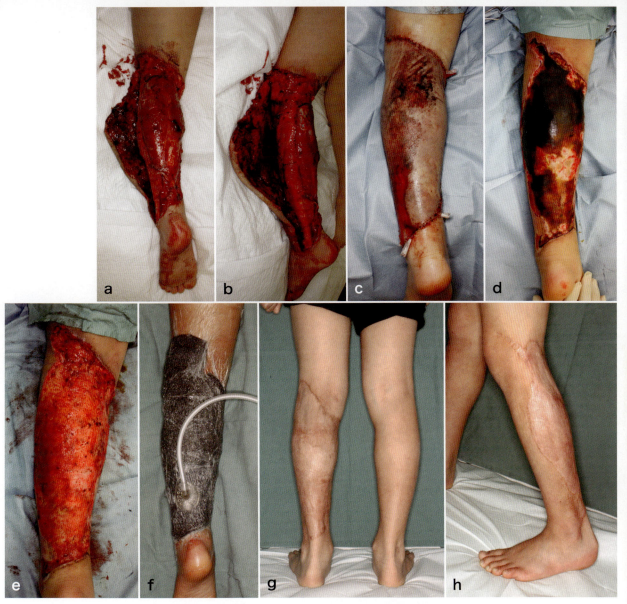

図 6. 6 歳, 男児. 左下腿デグロービング損傷 (交通事故, 車のタイヤによる)
a, b：受傷時. 下腿後面の内側から外側, 脛骨にかけて, 腓腹筋筋膜上で剝脱されている.
c：手術終了時. ドレーンを挿入し剝脱皮膚はそのまま縫合した. 皮膚はタイヤによる圧挫でびらん, うっ血色を呈している.
d：受傷後 18 日目. 下腿後面は全壊死となった.
e：デブリドマン後. 皮膚・皮下組織を含めて, デブリドマンを行った.
f：デブリドマン終了固定後. デブリドマン部分に NPWT を施行した. Wound bed preparation 後, 分層植皮を行い創を閉鎖した.
g, h：受傷後 3 年目. 分層植皮による醜状瘢痕は残存するが, 拘縮などの機能障害はない.

法として陰圧閉鎖処置 (negative pressure wound therapy；以下, NPWT) を併用した治療が盛んに試みられている. 通常, デブリドマン後の欠損部に対して, NPWT を施行する. 下床が筋肉あるいは筋膜であれば, NPWT を用いた wound bed preparation ののちに植皮による創閉鎖が簡便である (図 6).

皮弁移植に際しては, 局所の壊死組織の demarcation と感染の制御が必要となる. これらの見極めが遅くなれば, 手指においては拘縮が進行

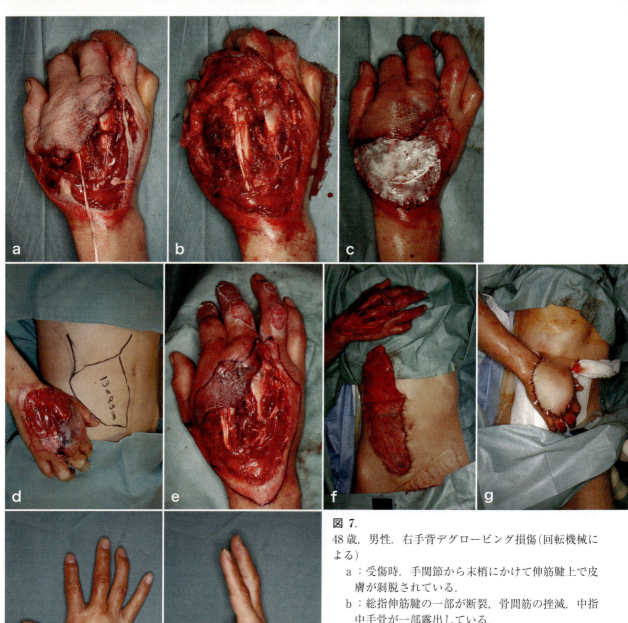
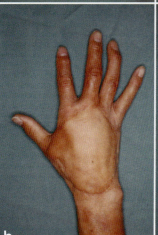
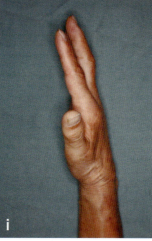

図 7.
48 歳，男性．右手背デグロービング損傷（回転機械による）
 a：受傷時．手関節から末梢にかけて伸筋腱上で皮膚が剥脱されている．
 b：総指伸筋腱の一部が断裂，骨間筋の挫滅，中指中手骨が一部露出している．
 c：手術終了時．最小限のデブリドマン後，手背部に人工真皮を貼付，皮弁を減張し固定した．
 d：術後 3 日目．右腹部に 13×9.5 cm の腹部皮弁をデザインした．
 e：デブリドマン前．腱，骨の露出を認める．うっ血した皮膚を認める．
 f：デブリドマン・皮弁挙上後．腹壁上で腹部皮弁を挙上した．腱は可能な限り再建，うっ血皮膚は除去した．
 g：腹部皮弁手術直後．皮弁をトリミングし手背正常皮膚と縫合した．ドレーンを複数挿入した．
 h，i：術後 1 年 7 か月．皮弁の脂肪除去手術を施行した．color match, texture match，形態も良好である．

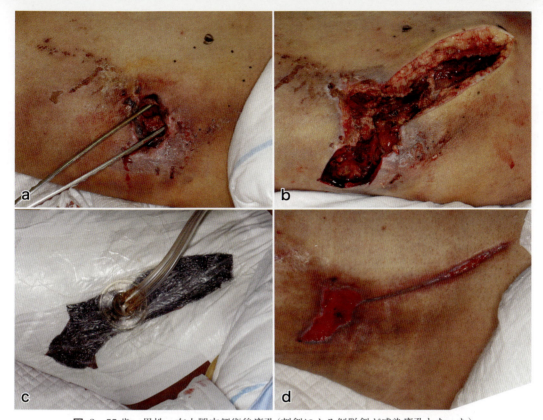

図 8. 55 歳，男性．右大腿内側術後瘻孔（刺創による剝脱創が感染瘻孔となった）
a：受傷後 2 週間目．縫合部に瘻孔を生じ，瘻孔は中枢側に 10 cm 認め，皮下全体が空洞となっている．
b：切開開放後．縫合創を切開開放した．内腔には血腫，壊死組織を認めた．壊死物を除去，洗浄した．
c：NPWT 装着直後．NPWTi を施行した．20 ml の生理食塩水を 3.5 時間毎に浸漬し洗浄した．
d：NPWTi 開始後 14 日目．瘻孔部分はすべて下床と癒着した．創口部分も肉芽で覆われた．

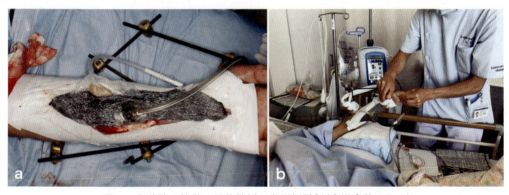

図 9. 右前腕の橈骨・尺骨骨折，掌側剝脱創（交通事故による）
a：骨整復後創外固定が装着された．NPWTi を施行中
b：NPWT を施行しながら，ベッドサイドでのリハビリが可能である．

し最終的には手の機能が損なわれる場合もある．これを回避するためにはより早期の手術が望ましい．皮弁手術の施行時期については，より早期つまり emergency flap を推奨する報告がある[6)7)]．

早期の皮弁術としては通常，腹部・鼠径部を恵皮部とする遠隔皮弁が施行される（図 7)[8)]．手背の再建にはより薄い鼠径部の皮弁が有用である．皮弁内に浅腸骨回旋動静脈を含めることにより皮弁

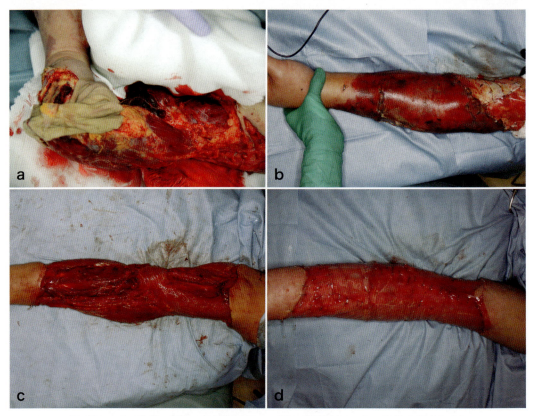

図 10-a〜d. 50歳, 男性. 左上肢デグロービング損傷（ローラーに巻き込まれた）
a：受傷時. 前腕骨折, 肘関節脱臼, 屈筋群挫滅を認めた. 軟部組織は肘関節部から前腕 1/3 まで全周性に剝脱された. 前腕皮膚は重度の圧挫を認める.
b：受傷後 5 日目. 剝脱皮膚は全壊死となった.
c：皮膚・皮下組織をデブリドマン. 下床の筋肉は温存されていた. NPWT を開始した.
d：受傷後 23 日目. 人工真皮（インテグラ®）を全周性に貼付した. 人工真皮は引き続き NPWT にて固定した.

長の延長も可能である．また，鼠径部は皮膚の余裕があるため，約 10 cm まで恵皮部の縫縮が可能な点も利点である．

NPWT に関して，2017 年 8 月より局所を生理食塩水で浸漬，洗浄することが可能な NPWT with instillation（NPWTi）も施行され始めた（図 8）．これにより，壊死組織が残存する critical colonaization の創に対しても積極的に NPWT が施行できるようになった．このほか，NPWT の大きな利点として，装着した状態で関節の可動が可能であり，積極的にリハビリテーションができる（図 9）．皮弁手術までの待機期間でもリハビリテーションが可能となり，可動域の維持，改善に有用である．

人工真皮と NPWT を併用することによって，より早期に真皮様組織を有する wound bed が作成できる．より早期の創閉鎖が可能となり，創治癒遷延による機能損失を最小限にできる．特に筋膜上への人工真皮と植皮の併用で，長期的には拘縮予防が可能であり特筆すべきと考える（図 10）．

遠隔皮弁の他には，逆行性橈側前腕皮弁や後骨間動脈皮弁なども可能であるが，サイズが制限される．

Wound bed preparation 後の皮弁手術では遊離皮弁も適用となる．遠隔皮弁の欠点である，二回手術，固定肢位維持による QOL の低下がないため，魅力的な術式である．しかしながら，レシピ

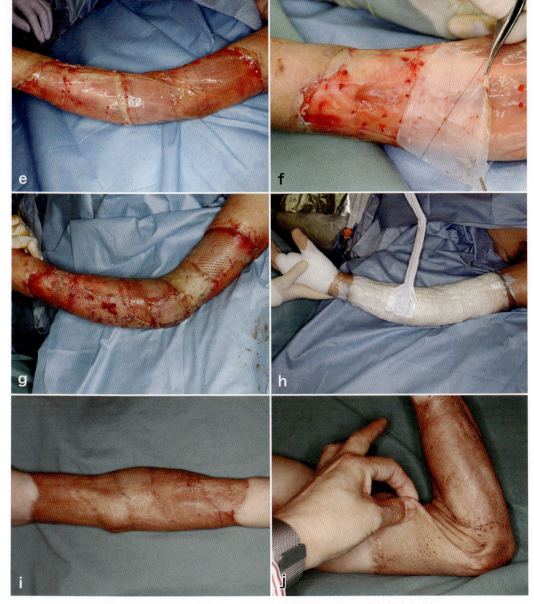

図 10-e〜j. 左上肢デグロービング損傷(ローラーに巻き込まれた)
e：人工真皮貼付 10 日目(受傷後 33 日目). 人工真皮は下床とのズレがなく良好な状態である.
f：人工真皮シリコン膜除去時. 人工真皮はバニラ色を呈し, 生着している.
g：植皮後. シリコン膜をすべて除去し分層植皮を施行した.
h：植皮固定後. NPWT にて固定した.
i, j：術後 2 年目. 色素沈着を認めるが皮膚はしなやかで, 拘縮はない.

エント血管の有無や創部状態により困難な場合もある. 選択される皮弁は欠損の大きさ, 皮弁の厚さ, ドナー血管, レシピエント血管などから選択されるが, 下肢において大きな欠損の場合は広背筋皮弁, 中等度以下であれば前外側大腿皮弁が有用である. 両者ともにドナー血管を T-portion とすることができるため, レシピエント血管の犠牲を最小限とすることができる利点がある. これ以外には腹直筋皮弁なども適用される. 上肢においては, 手背では薄い皮膚である鼠径皮弁や前外

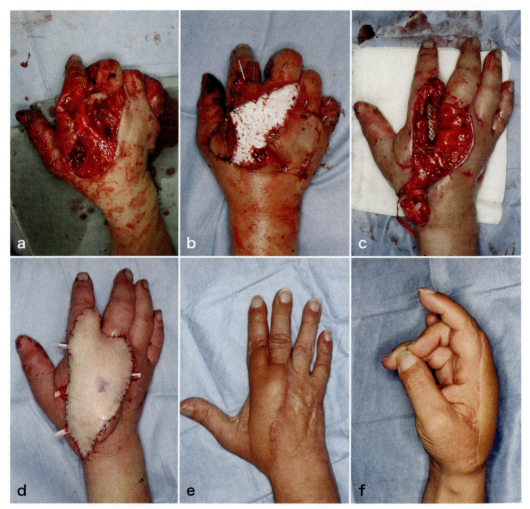

図 11. 49歳,男性.右手デグロービング損傷(転倒して受傷した)
a:受傷時.伸筋腱断裂,中手骨粉砕骨折を認める.手背皮膚が欠損・剥脱されている.
b:骨固定.皮膚欠損部に人工真皮を貼付した.
c:受傷後 1 か月目.偽関節部に骨移植,腱縫合を施行した.
d:遊離前外側大腿皮弁で被覆した.
e,f:術後 3 年目.皮弁の color match, texture match は比較的良好である.機能的にも問題ない.

側大腿皮弁が有用である(図 11).特に鼠径皮弁は,数ある遊離皮弁の中で恵皮部の犠牲が最小であり,もっと適用されてよいと考える.手掌側の欠損に対しては,つまみ握りが必要な部位には,medial plantar flap や medialis pedis flap が有用である.遊離皮弁は術者の技量に合わせて安全な皮弁を選択するべきと考える.

参考文献

1) 榊原俊介ほか:さまざまな血管吻合術後皮弁モニタリング.日マイクロ会誌.**27**(3):72-78, 2014.

Summary 血管吻合を伴う皮弁の血行の評価法の様々な方法を詳述.

2) Mothes, H., et al.:Indocyanine-green fluorescence video angiography used clinically to evaluate tissue perfusion in microsurgery. J Trauma. **57**:1018-1024, 2004.

3) Burnier, P., et al.:Indocyanine green applications in plastic surgery:A review of the literature. J Plast Reconstr Aesthet Surg. **70**:814e-827e, 2017.

4) 佐々木 薫ほか:血流不全が疑われた指に対しインドシアニングリーン蛍光造影法による循環動

態評価を行い救指しえた 1 例. 日マイクロ会誌. **30**(2)：69-74，2017.

5) 辻　英樹ほか：手部デグロービング損傷の皮弁術施行時期の検討. 日手会誌. **31**(5)：642-646, 2015. Summary　Emergency flap の適応について言及.

6) Adani, R., et al.：Degloving injuries of the hand and fingers. Clin Orthop Relat Res. **314**：19-25, 1995.

7) Lister, G., et al.：Emergency free flaps to the upper extremity. J Hand Surg Am. **13**：22-28, 1998.

8) 島田賢一：第 2 章 手足の外傷・変形 1. 上肢・手指の損傷 1）軟部組織損傷. 形成外科治療手技全書Ⅲ 創傷外科. 波利井清紀, 野﨑幹弘監修. 平林慎一, 川上重彦総編集. 楠本健司, 館　正弘編集. 87-92, 克誠堂出版, 2015.

◆特集/四肢外傷対応マニュアル
下肢軟部組織損傷の治療

岩尾敦彦*1　田中克己*2

Key Words：下肢損傷(lower extremity injury)，外傷初期診療ガイドライン(Japan Advanced Trauma Evaluation and Care)，局所陰圧閉鎖療法(negative pressure wound therapy)，再建手術(reconstructive surgery)

Abstract　下肢軟部組織損傷患者が搬送された際には，外傷初期診療ガイドラインに基づき，primary survey から secondary survey へと評価・治療を進める．初回手術はデブリードマンを主な目的として行う．術後は局所陰圧閉鎖療法を行い，創部の環境を整える．再建手術では，母床の状態や損傷部位，組織欠損量を考慮し，植皮術や皮弁術(局所皮弁・有茎皮弁・遊離皮弁)を適切に選択する．なお，下肢軟部組織損傷はそれ単独の損傷よりも，骨損傷を伴い開放骨折を呈することが多い．この場合には，とりわけ早期に創閉鎖を目指す．早期創閉鎖により患肢の早期リハビリテーションが可能となる．

はじめに

下肢軟部組織損傷は多発外傷の一疾患ということもある．そのため，まずは外傷初期診療ガイドライン[1]に基づき，それぞれの疾患の優先度を判断する．そのうえで下肢の根本治療を検討する．治療に際しては，手術だけでなく，当初よりリハビリテーションを見据えた綿密な計画を立てる必要がある．なお，下肢軟部組織損傷はその多くが骨損傷を伴い，開放骨折を呈する．この場合，軟部組織再建のみを考えるのではなく，整形外科医と十分にコミュニケーションをとりながら，骨折治療についても把握することが重要である．損傷の部位・深度・範囲という縦軸と，手術時期という横軸を持ったうえで，縦断的横断的に再建方法を検討することが，治療には不可欠であると考える．

初療時の創処置を中心とした対応

1．Primary survey

下肢軟部組織損傷患者が搬送された際には，まず全身の精査を行う．当院では外傷初期診療ガイドライン[1]に基づき診療を進めている．Primary survey とは，生命維持のための生理学的評価に基づいた ABCDE approach(A；airway・気道，B；breathing・呼吸，C；circulation・循環，D；dysfunction of CNS・中枢神経の障害，E；exposure and environmental contral・脱衣と体温管理)により，迅速かつ的確に患者の生命危機を把握することを言う．その後，適切な救急処置を行い生命の危機を回避する．下肢軟部組織損傷で問題となるのは，主にCとEである．損傷部位からの大量出血は正常な循環を妨げ，損傷が広範囲であれば低体温に繋がる．出血は主要な血管からであっても大抵は圧迫のみで止血可能なことが多い．主要血管はむやみに結紮せず，血管クリップをかけるようにする．また空気止血帯は出血がどうしても制御できない場合にのみ最小限使用するべきである．創部の観察はある程度で止め，滅菌ガーゼと包帯により創部が無闇に露出することは避け

---

*1 Atsuhiko IWAO，〒852-8501　長崎市坂本1-7-1　長崎大学病院外傷センター，助教
*2 Katsumi TANAKA，同大学医学部形成外科，主任教授

る．詳細な観察は十分に設備の整った手術室で行うべきである．この時点では，全身を網羅的に把握することが重要であり，損傷部位ばかりに気をとられていては，重大な合併疾患を見落としてしまい生命の危機に直結する．

2. Secondary survey

Secondary survey とは，解剖学的評価に主眼を置いて各身体部位の損傷を系統的に検索し，根本治療の必要性を決定することを言う．まずは情報を収集し，受傷機転の把握に努める．下肢に関して評価を行う際には，必ずしも解剖学的整復位にこだわる必要はないが，可能であれば整復位で行う．そのうえで，骨折や脱臼の有無，毛細血管再充満時間，主要動脈の拍動やドップラー聴取の有無，足底を中心とした知覚の有無，運動機能などについて評価を行う．このとき筋区画症候群（compartment syndrome）には注意が必要である．当院では secondary survey の時点で造影 CT を撮影することが多く，主要動脈の連続性などを正確に把握している．実際の現場ではここまでの一連の診断と治療を救急救命医が主導することになる．しかしながら外傷診療は多職種の医療従事者によるチーム医療であるため，救急救命医に全てを委ねるのではなく，今後の治療を担っていく者として搬送時より積極的に関わって行くことが大切だと考えている．

3. Definitive therapy

下肢の損傷が優先されると判断した時点で，根本的治療（definitive therapy）の検討に入る．この時，手術のことのみを考えてはいけない．治療において，診断・手術・術後管理・リハビリテーションはいずれも重要な問題を包含しているからである．

デブリードマン

当院では全身状態の許す限り，受傷後 6～8 時間以内のいわゆる golden hour 内の可及的早期に，初回手術を行うようにしている．創周囲の scrubbing から開始し，汚染物質や異物の除去そして十分な洗浄を行った後に，デブリードマンへと移る．外傷創に対する的確なデブリードマンは，これこそが最も重要な手術であり，今後の治療経過の鍵を握ると言っても過言ではない．不十分なデブリードマンは感染のリスクを高める．感染が制御できない場合に二次的な切断のリスクが存在することは，常に頭に留めておかなければならない．

当院では，特に重度下肢開放骨折に対するデブリードマンに関しては，整形外科医と形成外科医が一緒に行い，経験を重ねている．実際のデブリードマンはそれぞれの組織の特性を考慮しながら行う．皮膚・皮下組織に関しては切除断端から，鮮紅色の出血がにじむ箇所まで行うようにする．皮膚穿通枝に関しては可能な限り温存する．筋肉に関してはいわゆる 4C[2] (color, contraction, consistency, capacity to bleed) を参考にして，切除範囲を決定する．腱や靱帯に関しては，それ自体がもともと血行に乏しい組織であるため，挫滅の強い組織は全て切除する．骨の取り扱いに関しては，基本的に整形外科医に一任しているが，軟部組織の付着のない遊離骨片は全て摘出するようにしている．いずれにせよ十分な範囲を確実に切除することが重要である．

ただ一概に「十分な」デブリードマンとは言うものの，受傷から間もない時期に組織の viability を見極めることは非常に困難である．これは組織のいわゆる demarcation が明らかになるまでには，10 日前後の時間を要するからである．また下肢はもともと血流が豊富ではないため，いっそう組織の見極めは困難を呈する．一方で感染を恐れるあまり過剰なデブリードマンを行うことは，広範な軟部組織欠損を作ることになり，患者の負担に繋がる．近年，開放骨折の治療において，受傷早期に強固な骨固定と皮弁や筋弁による十分な軟部組織再建を同時に行う，Fix and Flap[3] の有用性が論じられている．Godina[4] や Gopal[3] は受傷から 72 時間以内に創閉鎖した群で，感染の合併や偽関節の割合が有意に低下したと報告している．この Fix and Flap を完遂させるうえで最も重要なものが，受傷早期に，確実に，デブリードマンを終了

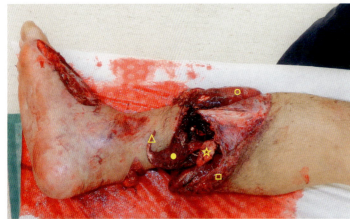
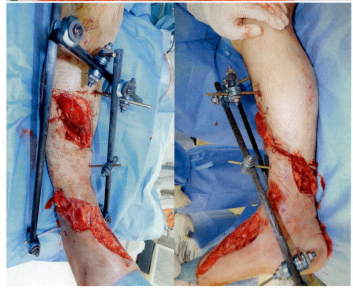

図 1.
症例 1：33 歳，男性．交通事故による右脛骨腓骨開放骨折
　a：受傷時
　　●4C が消失した筋体：組織は暗赤色を呈し，刺激しても収縮を認めない．鑷子などで容易に裂け，出血も弱い．この筋体を病理組織学的検査に提出したところ，既に筋細胞の変性・融解と好中球の浸潤を認めた．
　　　➡切除する．
　　△挫滅した腱組織
　　　➡切除する．
　　○4C が残存した筋体：組織は赤く，光沢に富み，刺激で収縮を認める．また組織としても硬さを持ち，良好な出血を認める．
　　　➡温存する．
　　☆軟部組織が全く付着していない遊離骨片
　　　➡切除する．
　　□挫滅した皮膚・皮下組織
　　　➡切除する．
　b：デブリードマン後

させることに他ならない．

　主要な動脈や神経の損傷が認められる場合には，初回手術の時点で再建を試みる．動脈に関しては広範に内膜損傷を受けている症例も多いため，積極的に静脈移植を検討する．なお，筋肉は温阻血時間が 3～4 時間続くと壊死が進行することを念頭に，Gustilo ⅢC 症例では血行再開後の圧挫症候群(crash syndrome)に注意する．神経に関しては，特に脛骨神経については議論が分かれるが[5]，基本的には再建する．動脈と同様に広範に損傷を受けていることも多い．その場合には自家神経移植や神経再生誘導チューブ(ナーブリッジ®)の使用を検討する．

　純粋な皮膚欠損がなくとも，炎症や腫脹により皮膚の一次縫合が困難となることがある．このような場合には，決して無理に皮膚を引き寄せてはいけない．外傷により損傷を受けた組織を過剰な力で牽引することは，血行を著しく阻害し，壊死の範囲を拡大させる可能性があるからである．

　骨折を合併した場合には初回手術の時点で創外固定器を装着することになる．骨折部の安定化に加え，確実に患肢の挙上が保たれる．さらに腓腹部に一切圧迫が加わらないため静脈還流が担保され，軟部組織をよい条件に保つことができる．なお，装着にあたっては，今後の再建で使用する可能性のある部位への pin の刺入は避ける必要がある．

　症例 1：右脛骨腓骨開放骨折．33 歳，男性
　軽乗用車運転中にガードレールに衝突し受傷した．受傷から 4 時間で初回手術を開始した(図 1-a)．皮膚・皮下組織はらせん状に断裂しており，挫滅の強い辺縁の組織は切除した．筋肉は下腿前方の筋群は比較的 4C が保たれていたが，後方の

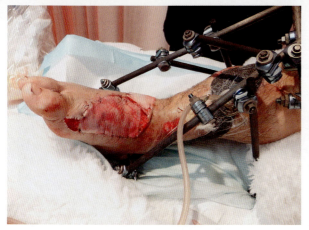

図 2. 症例 1：NPWT 施行時
V.A.C.®治療システムを使用した．
創外固定のピン刺入部からはリークが起こりやすいため，ハイドロコロイドドレッシング材を介在させた後にフィルムを貼る工夫を行っている．

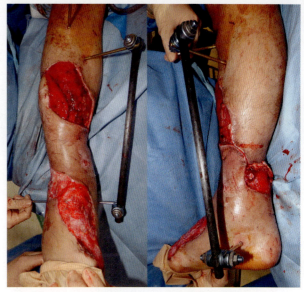

図 3. 症例 1：分層植皮術前

筋群は 4C が失われた箇所を多く認めた．4C の失われた筋体は切除した．挫滅の強い腱成分は切除した．本症例は脛骨が粉砕しており，軟部組織の付着がない遊離骨片は全て摘出した．デブリードマン終了後に，脛骨を 4 cm 程度短縮した．断裂した後脛骨動脈は吻合した．なお，短縮により生じた筋体の余裕を利用して骨露出部を被覆した（図 1-b）．

局所陰圧閉鎖療法（NPWT）による積極的待機治療

NPWT とは，フォーム材を通して創部に持続的な陰圧をかける治療法である．過剰な浸出液を排除し，細菌叢を減少させ，組織の浮腫を軽減させつつ，肉芽組織を増生させ，創傷治癒を促進する効果が高い．外傷における軟部組織損傷の治療では，大きく 2 つの目的に分けて考える必要がある．

1 つ目は肉芽組織を増生させる目的である．小範囲の腱露出部や骨露出部であれば，人工真皮や bFGF 製剤との併用で腱や骨を被覆できるだけの肉芽組織増生が期待できる．ただ肉芽組織による創閉鎖は瘢痕治癒にすぎず，腱露出部に関しては癒着が危惧される．また十分な肉芽組織の増生には時間がかかることや，交換時の外界への曝露が感染のリスクを高めることには注意が必要である．

2 つ目は再建手術までの「繋ぎ」として使用する目的である[6)7)]．創部をよい状態に保つことで，手術の際に有利であると考える（図 2）．ただこの場合は，陰圧の設定に注意が必要である．損傷の強い組織では過剰な陰圧により血行が阻害される可能性が示唆されているためである[8)]．期間に関しては，Gustilo ⅢB 開放骨折症例に対して 1 週間以上 NPWT を行った後に軟部組織再建を行った群では，1 週間以内の群と比較して 5 倍程度，感染率が高かったとの報告もある[9)]ため，繋ぎとしては 1 週間が限度と考えた方がよい．

なお，2017 年 8 月には従来の作用に加え周期的に創部の洗浄を行う，V.A.C.®Ulta 治療システムが骨髄炎の治療に対して保険適用となった．実際に使用した限りでは，感染制御の効果が非常に高く，肉芽形成に関して従来よりも優れている印象であった．感染防御という観点で論じるならば，適応の拡大が望まれる．

症例 1 の続き：

本症例では初回手術直後より，肉芽増生を目的として NPWT を 2 週間行った（図 2）．創部は良好な肉芽に覆われた（図 3）．分層植皮術にて一旦の創閉鎖を行った．後に骨延長と骨欠損部に対する血管柄付き遊離腓骨皮弁移植を経て，救肢された．

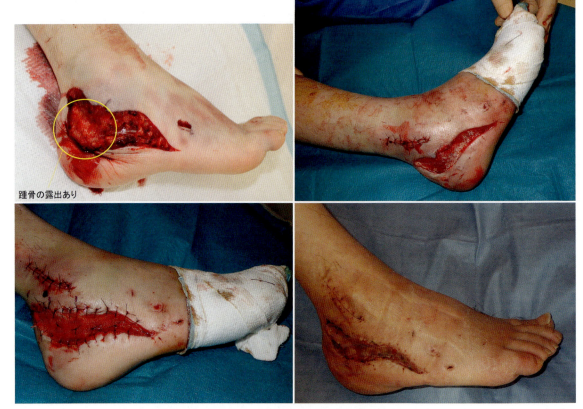

図 4. 症例 2：61 歳，男性．交通事故による右踵部デグロービング損傷
a：受傷時
b：術中．創部には肉芽形成を認めた．
c：術中．エキザルベ軟膏ガーゼを植皮片のキャリアとして使用した．
d：術後 1 か月．足関節：自動背屈：10°，自動底屈：40°であった

再建手術

再建手術時にはまず second look operation として，初回手術時に取り残した壊死組織のデブリードマンを行う．その後，創部を十分に洗浄したうえで創閉鎖に移る．

1．植皮術

筋肉や筋膜，良好な肉芽などの十分な血行を有した母床が存在する場合に適応になる．採皮部に関しては，分層植皮であれば大腿部や背部，全層植皮であれば鼠径部などを使用する．なお，皮膚の採取する際には，今後採取部位からの皮弁挙上の可能性がないことを確認する必要がある．可能性がある場合には採取部位の変更が必要である．

症例 2：右踵部デグロービング損傷．61 歳，男性

バイク運転中に軽自動車と衝突し，右踵部をタイヤで踏まれ上記を受傷した．皮膚・皮下組織は，踵部から足底腱膜下に足底遠位 1/3 程度まで剝脱された状態であった（図 4-a）．受傷から 6 時間で初回手術を開始した．純粋な軟部組織欠損はなかったが，剝脱した組織は無理に縫合しなかった．皮膚欠損部には人工真皮を貼付した．NPWT を 2 週間継続した後，右大腿外側部より分層植皮を行った（図 4-b，c）．術後 1 週より，足関節部の自動運動を開始した．術後 1 か月の時点では，足関節の可動域は良好である（図 4-d）．

2．皮弁術

母床が植皮の生着に適さない骨や腱，そして関節が露出した場合に適応となる．

A．局所皮弁

欠損の範囲が小範囲である場合に検討する．下肢は血流を考慮し，皮弁の幅と長さが 1：1.5 程度となるようにデザインを行う．また皮弁採取部が

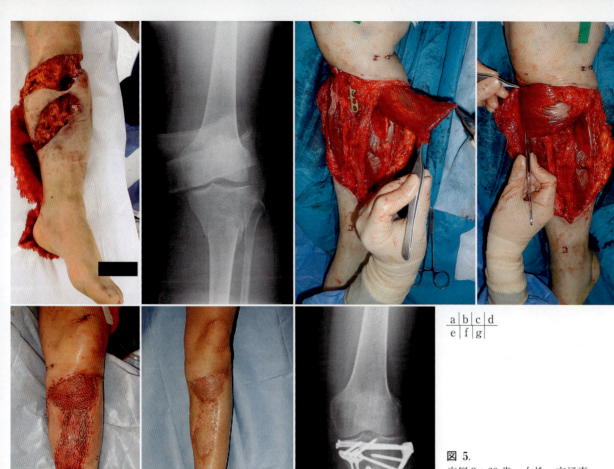

図 5.
症例 3：60 歳，女性．交通事故による左脛骨開放骨折
a，b：受傷時
c〜e：術中
f，g：術後 5 か月．膝関節：自動屈曲：140°，自動伸展：0°

縫合閉鎖できないことも多いため，植皮の併用も考慮する．ただ高度軟部組織損傷では欠損部周囲の組織自体が血行不良に陥ることがある．そのため，いわゆる zone of injury[10] から皮弁を挙上する可能性があることは常に頭に入れておく．

B．有茎皮弁・穿通枝皮弁

欠損の範囲が中程度である場合に検討する．皮弁の選択に際しては，軟部組織欠損の部位によって判断する．基本的に下腿近位 1/3 では腓腹筋弁＋植皮，中央部ではヒラメ筋弁＋植皮，下腿遠位 1/3 に関しては遠位茎腓腹皮弁を適用する．なお，局所における穿通枝皮弁[11]に関しては，非常に有用であるが，ドップラーやエコーで穿通枝が確認されたとしても皮弁挙上予定部位の軟部組織自体が損傷を受けている可能性もあるため，慎重に適応を判断する．

症例 3：左脛骨近位部開放骨折．60 歳，女性
乗車したマイクロバスが崖下に転落し上記を受傷した．救出と搬送に時間を要したため，受傷から 16 時間での初回手術となった．左下腿近位部の軟部組織は高度に挫滅していた(図 5-a, b)．術後 NPWT を行った．受傷から 70 時間で腓腹筋弁＋分層植皮により創を閉鎖した(図 5-c〜e)．術後 2 週から膝関節の自動運動を開始した．術後 5 か月の時点では膝関節の可動域は良好であり，脛骨の骨癒合も良好であった(図 5-f, g)．

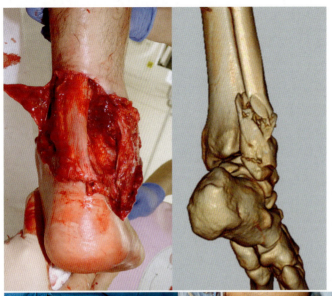

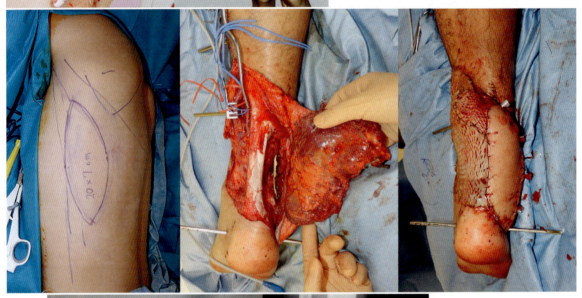

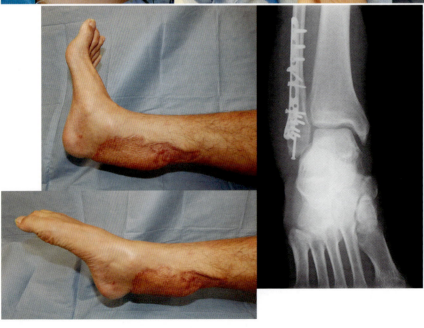

図 6.
症例 4：38 歳，男性．交通事故による右足関節部開放骨折
 a：受傷時
 b：術中
 c：術後 10 か月．足関節：自動背屈：−5°，自動底屈：30°

C．遊離皮弁

欠損が広範囲である場合や，有茎皮弁の血管茎が信頼性に乏しい場合に適用する．基本的に広背筋皮弁や前外側大腿皮弁を使用する．移植床血管に関しては，初回手術時の血管損傷部位や造影CTの所見を参考として，術前に十分な評価を行う．吻合に際しては，主要動脈を犠牲にしない端側吻合やflow-through型にインターポジションする方法が有用である．なお，受傷時に主要動脈の損傷を伴う症例では，損傷部位を越え血管鞘に沿って炎症が中枢へ波及することがある．Post traumatic vessel disease（PTVD）[12]と呼ばれる現象である．PTVDに陥ると，血管周囲組織は瘢痕化のため剝離操作が困難となる．また血栓形成や血管攣縮のリスクが非常に高くなると言われている．PTVDは受傷から7〜10日目には既に完成することを示唆する報告[13]もあるため，遊離皮弁での再建を行う際には，その再建時期に関しても十分に検討が必要である．

症例 4：右足関節部開放骨折．38歳，男性

軽乗用車運転中にゴミ収集車と正面衝突し上記を受傷した．受傷から5時間で初回手術を開始した．足関節は開放しており，周囲の軟部組織は剝脱され血行は不良であった（図6-a）．術後NPWTを行った．受傷から60時間で遊離広背筋皮弁＋分層植皮により創を閉鎖した（図6-b）．術後1週から足関節の自動運動を開始した．術後10か月の時点では足関節の可動性は良好であり，腓骨の骨癒合も良好であった（図6-c）．

リハビリテーション

関節は3週間以上固定すると，不可逆的な拘縮を生じる．そのため創外固定やシーネなどが必要となる症例では，可能な限り3週間以内にリハビリテーションが開始できるような再建計画を立てる．開始時期に関しては，損傷を受けた組織や手術の内容，再建の部位，そして術後の経過により判断する．骨折合併症例では，整形外科医と相談のうえ荷重開始時期を決定する．なお，骨の状態によっては長期間の創外固定を余儀なくされる症例も存在する．創外固定下にリハビリテーションが可能な状況であっても，創外固定器を装着していること自体が患者に多大な精神的負担を強いることもある．十分な心理的配慮が必要である．

まとめ

下肢軟部組織損傷の治療は，初回手術の成否がその後の再建手術の鍵となる．再建手術では，母床の状態を的確に判断し，欠損部を必要かつ十分に被覆することが重要である．リハビリテーションは手術の経過を見ながら，可能な限り早期に開始する．

参考文献

1) 外傷初期診療ガイドライン改訂第4版．横田順一朗ほか編．へるす出版，2016．
2) Sculley, R. E., et al.：An evaluation of the surgeon criteria for determining viability of muscle during debridement. Arch Surg. 73：1031-1035, 1956.
   Summary 筋肉のデブリードマンに関して病理組織学的側面から検討した論文．
3) Gopal, S., et al.：Fix and flap：the radical orthopaedic and plastic treatment of severe open fractures of the tibia. J Bone Joint Surg Br. 82：959-966, 2000.
   Summary Fix and Flap という言葉が初めて使用された論文．
4) Godina, M.：Early microsurgical reconstruction of complex trauma of extremities. Plast Reconstr Surg. 78：285-291, 1986.
   Summary 532例という膨大な下腿開放骨折を後ろ向きに検討し早期再建の端緒となった論文．
5) 土田芳彦ほか：皮弁形成術による重度下腿開放骨折の治療結果の検討．日救急医会誌．15：537-545, 2004.
   Summary 患肢は温存されたものの足底の無知覚のため，精神的苦痛を生じた症例が記載された論文．
6) James, P., et al.：Negative pressure wound therapy after severe open fractures：a prospective randomized study. J Orthop Trauma. 23：552-557, 2009.

Summary 重度開放骨折 63 肢に対する創閉鎖手術までの NPWT の有用性について前向きに検討を行った論文.

7) Brian, R., et al. : Subatomospheric pressure dressing as a bridge to free tissue transfer in the treatment of open tibia fracture. Plast Reconstr Surg. 121：1664-1673, 2008.
Summary 脛骨開放骨折に対する遊離皮弁手術までの間の NPWT の有用性に関して検討した論文.

8) Nicolas, K., et al. : Negative-pressure wound therapy Ⅱ：Negative-pressure wound therapy and increased perfusion. Just an illusion?. Plast Reconstr Surg. 123：601-612, 2009.
Summary 過度の陰圧による末梢循環障害の可能性に関して実験的に示した論文.

9) Bhattacharyya, T. : Routine use of wound vacuum-assisted closure does not allow coverage delay for open tibia fractures. Plast Reconstr Surg. 121：1263-1266, 2008.
Summary 38 例の Gustilo ⅢB 症例を後ろ向きに検討し NPWT と感染について検討した論文.

10) Yaremchuk, M. J., Gan, B. S. : Soft tissue management of open tibia fractures. Acta Orthop Belg. 62(Suppl 1)：188-192, 1996.
Summary 骨欠損を合併した Gustilo type Ⅲ症例に対する治療方針について述べた論文.

11) 柏　克彦ほか：【穿通枝皮弁マニュアル】下腿の穿通枝皮弁．PEPARS．37：76-84，2010．
Summary 下腿の穿通枝皮弁に関して詳細かつ網羅的に述べられた論文.

12) Acland, R. D. : Refinements in lower extremity free flap surgery. Clin Plast Surg. 17：733-744, 1990.
Summary PTVD およびその対応策に関して述べられた論文.

13) Cavadas, P. C., et al. : Experimental free tissue transfer over perivascular-injured vessels：Effect of in vivo freezing. Microsurgery. 17：295-300, 1996.
Summary ラットを用いて PTVD の検討を行った論文.

外科系医師・看護師，必読の1冊！

創傷治癒
コンセンサスドキュメント
―手術手技から周術期管理まで―

編集 日本創傷治癒学会　ガイドライン委員会

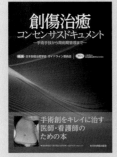

2016年4月発行　2色刷り　236頁　定価4,000円＋税

手術創をキレイに治すための"99のステートメント"について，創傷治癒コンセンサスドキュメント作成ワーキンググループにアンケートを実施しました．その詳細な結果とともに，**ステートメントにどの程度エビデンスがあるか，どの程度推奨できるか**，手術創をキレイに治すスペシャリストが解説！

ガイドラインを凌駕する手引書です！

手術創をキレイに治す医師と看護師のための本！

●ステートメント●（一部抜粋）

ステートメント 1	欧米のガイドラインは必ずしも日本にはあてはまらない
ステートメント 6	術前は剃毛ではなく除毛がよい
ステートメント 14	術前の禁煙は，術後の創傷治癒遅延のリスクを減少する
ステートメント 19	頭部手術では，術前洗髪をすれば剃毛は必要ない
ステートメント 34	動脈閉塞のある人の下肢の壊死組織は，感染がなければ切除しない方がよい
ステートメント 35	歯牙による口唇貫通創は縫合閉鎖せず開放のまま治療する
ステートメント 36	腹腔内の結紮には吸収糸を用いる方がよい
ステートメント 38	食道再建における縫合不全の最大の原因は，血流障害である
ステートメント 39	消化管手術後のドレーン留置は感染のリスクを高める
ステートメント 43	閉創（表層縫合以外）には吸収糸を用いる方がよい
ステートメント 51	筋層縫合では，筋膜レイヤーを縫合する
ステートメント 61	術当日の抗菌薬投与は3時間毎が推奨されている
ステートメント 64	浸出液が出ていないことが確認できれば，ガーゼ（ドレッシング）交換は不要である
ステートメント 66	ドレーン刺入部の皮膚消毒は不要である
ステートメント 69	体腔内に閉鎖式ドレーンを挿入中であってもシャワー浴は可能である
ステートメント 73	清潔創・汚染創・感染創を問わず，創傷は消毒しない方がよい
ステートメント 86	術後第3病日以降の被覆材は不要である
ステートメント 87	縫合糸膿瘍は，縫合糸を除去すべきである
ステートメント 97	術直前のグロブリン製剤の投与は，創感染の予防効果がある

（株）全日本病院出版会

〒113-0033　東京都文京区本郷 3-16-4
TEL：03-5689-5989　FAX：03-5689-8030
http://www.zenniti.com

◆特集/四肢外傷対応マニュアル

下肢重症開放骨折（Gustilo-Anderson ⅢB, C 型骨折）に対する Fix and Flap surgery

藤岡正樹[*1]　福井季代子[*2]

Key Words : Gustilo-Anderson ⅢB, C 型開放骨折（Gustilo-Anderson ⅢB, C type open fracture），軟部組織欠損（soft tissue defect），四肢開放骨折（open fracture of extremities），皮弁再建術（flap surgery），Fix and Flap surgery

Abstract Gustilo-Anderson ⅢB, C 型骨折に代表される軟部組織損傷を伴う四肢開放骨折は，しばしば大切断を余儀なくされる重症損傷であり，創の被覆には皮弁を用いた組織移植が必須である．これらの治療にあたり，受傷当日に確実な創洗浄とデブリードマン，骨折部仮固定を行い，数日後に second-look surgery として強固な骨固定に加えて有茎・遊離皮弁による軟部組織再建を行う Fix and Flap surgery は，国内外より良好な成績が報告されており，重症四肢外傷の新しい標準的治療法として推奨されつつある．

本稿では Fix and Flap surgery の実際を症例で提示し，その利点と適応を述べる．

本手術法の特徴は，
1）Fix and Flap surgery では術後感染において創外固定治療群と差はない
2）強固な内固定は，偽関節の発生を減らし，早期のリハビリテーションを可能にし，患者の QOL を大幅に改善する

である．

本手術を施行するにあたっては，
1）Fix and Flap surgery を行う時期は受傷後 72 時間以内が望ましい
2）Fix and Flap surgery までの創管理持続閉鎖洗浄法が望ましい

に留意されたい．

はじめに

Gustilo-Anderson（G-A）ⅢB 型骨折は開放骨折に軟部組織損傷を伴う重症四肢損傷であり，皮弁などの組織移植以外では再建は困難である．さらに G-A ⅢC は血管損傷を伴うため，救肢のために緊急の血行再建を要す[1]．これらの骨折では術後感染症の発生率が高く，さらに救肢を困難にする要因となっている[2,3]．

治療の基本方針は他の開放骨折と同様，創洗浄，デブリードマン，骨固定，創閉鎖である．骨固定方法としては従来はホフマン式やイリザロフ式の創外固定法が用いられてきたが，最近は髄内釘やプレートによる内固定が積極的に行われるようになってきた．内固定は G-A Ⅰ，Ⅱ，ⅢA 型骨折であれば，一般的に選択されており，G-A ⅢB に至っても創外固定と髄内釘固定の割合は同程度となっている．しかし G-A ⅢB，C 型骨折では軟部組織欠損に伴う骨，プレートの被覆を行う必要があり，これが遅れることで深部創感染を生じることが問題となる．そこで骨の内固定と皮弁による創閉鎖を同時に行う Fix and Flap surgery 手術が開発され成果を挙げている[4,5]．

本稿では Fix and Flap surgery の実際を症例で提示し，その利点と適応を述べる．

[*1] Masaki FUJIOKA，〒856-8562　大村市久原 2 丁目 1001-1　国立病院機構長崎医療センター形成外科，部長
[*2] Kiyoko FUKUI，同

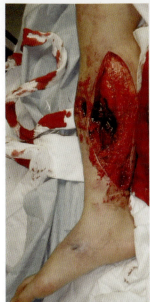
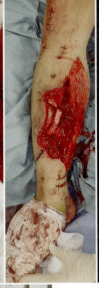
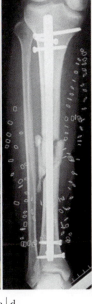
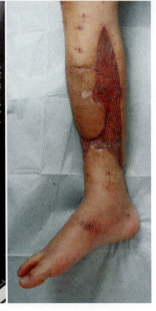
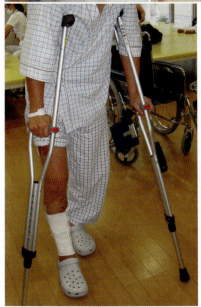

a	b	c	d
e			

図 1.
症例 1
　a：Gustilo-Anderson ⅢB 型骨折を受傷．右脛骨開放骨折，腓腹筋，ヒラメ筋圧挫断裂，皮膚欠損創を認めた．
　b：受傷 7 日目．Fix and Flap surgery 術中写真．脛骨を髄内釘で骨固定した後，脛骨全面—腓腹部の皮膚欠損を認める．
　c：術後の X 線写真．右脛骨は髄内釘で固定されている．
　d：術後 3 週間．創はほぼ閉鎖されている．
　e：術後 4 週間．1/3 荷重で歩行リハビリを行っている．

症例供覧

症例 1：
　フォークリフトの下敷きになって右脛骨開放骨折，腓腹筋，ヒラメ筋圧挫断裂，皮膚欠損創を認めた(G-A ⅢB，図 1-a)．受傷当日直ちにデブリードマン，骨整復を行いホフマン型創外固定器を用いて可及的に骨固定を行った．軟部組織欠損に伴う骨露出部は挫滅している皮膚で被覆し，筋肉露出部は人工真皮で覆った．しかし皮膚壊死に陥り脛骨が露出したので受傷 7 日目に Fix and Flap surgery を行った(図 1-b)．脛骨を髄内釘で固定した後，脛骨露出部は前脛骨動脈穿通枝皮弁で被覆し，皮弁恵皮部・腓腹筋上には網状植皮を行った．
　術後 3 週間で創は閉鎖され，術後 4 週間で 1/3 荷重で歩行リハビリを行っている(図 1-c〜e)．

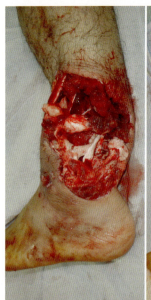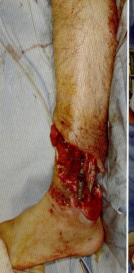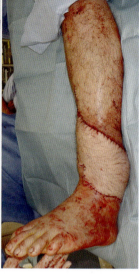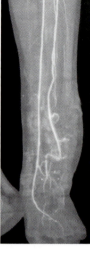
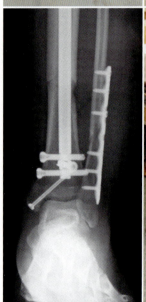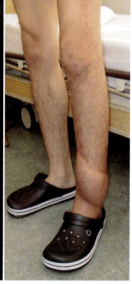

a	b	c	d
e	f		

図 2.
症例 2

a：Gustilo-Anderson ⅢC 骨折を受傷左脛・腓骨開放骨折，腓腹筋・ヒラメ筋・前脛骨筋圧挫断裂，皮膚欠損創を認めた．
b：受傷 6 日目．Fix and Flap surgery 術中写真．脛骨を髄内釘で，腓骨をプレートで骨固定した後．脛骨全面—腓腹部の筋肉・皮膚欠損を認める．
c：前外側大腿筋皮弁を Flow-through flap とするため，前外側大腿筋皮弁の栄養血管である外側大腿回旋動静脈下行枝近位端を断裂していた前脛骨動静脈近位断端と，さらに下行枝遠位端を断裂していた前脛骨動脈遠位断端と吻合した．術直後の写真．皮弁の色調は良好である．
d：術後造影 CT 写真で前脛骨動脈が再建されていることが認められる．
e：術後の X 線写真．左脛骨は髄内釘で腓骨はプレートで骨固定されている．
f：術後 5 週間．皮弁は良好に生着し，全荷重で歩行している．

症例 2：

バイク事故で左脛・腓骨開放骨折，腓腹筋・ヒラメ筋・前脛骨筋断裂，前脛骨動脈欠損創を認めた（G-A ⅢC，図 2-a）．受傷当日にデブリードマン，骨整復を行いホフマン型創外固定器を用いて可及的に骨固定を行った．骨露出創の管理は持続創洗浄を行った．受傷 6 日に Fix and Flap surgery を施行した．脛骨を髄内釘で，腓骨をプレートで骨固定した後，筋肉・皮膚欠損部を遊離 Flow-through 型前外側大腿筋皮弁で再建した．血管吻合は皮弁の外側大腿回旋動静脈下行枝近位端を，断裂していた前脛骨動静脈近位断端と吻合し，遠位端を，断裂していた前脛骨動脈遠位断端と吻合した（図 2-b〜e）．術後 5 週間には全荷重で歩行している（図 2-f）．

考　察

G-A ⅢB，C 型骨折が難治であり，いまだにしばしば四肢切断を余儀なくされるのは，骨折が複雑であることのみならず，軟部組織欠損の再建が早期になされないために骨髄炎に至る創感染が頻発することが原因である．

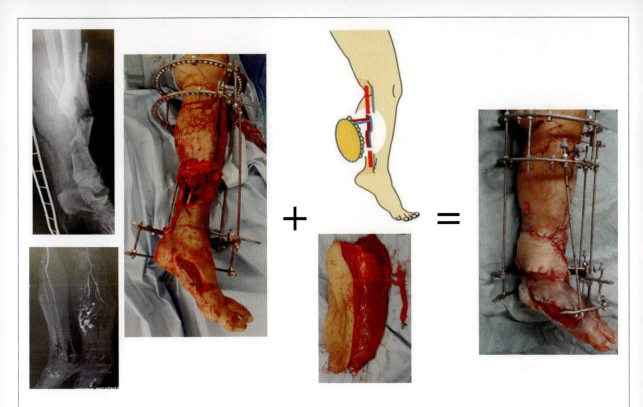

図 3. Gustilo-Anderson ⅢB, C 型骨折は早期の皮弁による創閉鎖で Gustilo-Anderson ⅢA 型骨折と同様の強固な内固定による治療を行うことができる.

　清潔である程度の血行が担保されている骨露出創に対しては，人工真皮や陰圧閉鎖療法などの創傷管理技術の開発により簡便で良好な創被覆も可能になってきた．しかし，G-A ⅢB, C 型骨折に代表される complicated and contaminated wound に対しては上記の方法も無力で，骨髄炎も頻発することが報告されている．すなわち G-A ⅢB, C 型骨折に対しては遊離または有茎の Flap surgery が必須となる[6]．それならば可及的早期に，つまり second-look surgery の際に強固な内固定とともに皮弁による創被覆を行うというのが Fix and Flap surgery のコンセプトであり，これによって早期の皮弁による創閉鎖で G-A ⅢA 型骨折と同様の強固な内固定による治療を行うことができる[7]（図 3）．

1．術後感染について

　内固定を受傷早期に用いることにより深部感染が危惧されるが，開放骨折における周術期感染は手術の際の initial contamination ではなく，病棟での感染であることが知られるようになって，現在ではむしろ緊急または早期の創閉鎖が推奨されている[8)9)]．

　G-A ⅢB, C 型骨折ではむしろ筋・筋膜皮弁を持ち込み組織欠損部を再建するので，損傷して血行が不十分な軟部組織を十分にデブリードマンができる．さらに血行の良好な筋・筋膜皮弁は感染制御に有利に働く[10]．

　Gopal らは開放骨折に対する初期固定として，創外固定群と髄内釘固定群の感染併発を比較しているが，深部感染率に差はなく，むしろ合併症は創外固定群に多いと報告している[7]．

2．骨癒合について

　髄内釘を用いた強固な骨固定は，偽関節の発生を減らし，早期のリハビリテーションを可能にす

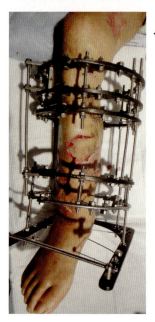

▲図 4.
イリザロフ創外固定術後 5 週間
1/3 荷重で歩行リハビリを行っている.

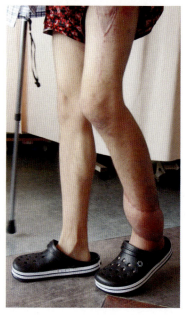

図 5. ▶
Fix and Flap surgery 術後 5 週間
全荷重で歩行可能である.

る点で推奨されている[11]. Ramasamy は 36 例の G-A ⅢB 型骨折に対し Fix and Flap surgery を施行しており, 全例歩行し, 骨癒合, 感染率, 整容的にいずれも従来の方法より優れていたと報告している[12]. 固定性がよく骨癒合しやすいこと, 創外固定ピンに伴う合併症がないことは Fix and Flap surgery の大きな利点である.

症例 1, 2 とも術後 3 週で創の閉鎖が完了しており, 加重運動を開始できた. 軟部組織再建が不可欠な開放骨折では, とかく創外固定を行うため術後の骨安定性が悪く, リハビリテーションも早期に開始できない. また創外固定機器が重く大きいため患者の日常生活の上で大きなストレスとなる(図 4, 5). Fix and Flap surgery ではこれらの問題を容易に解決できる.

3. Fix and Flap surgery を行う時期

G-A Ⅲ骨折の軟部組織欠損を皮弁で再建することは今や golden standard である. 皮弁による創被覆がなされない間は骨癒合は望めないうえ, 常に創感染のリスクがある. この点から考えると, 受傷直後の primary surgery 時に immediate flap coverage を行うことが望ましい[13].

しかし G-A ⅢB, C 骨折のような high energy injury を負った患者では, 四肢以外に頭部や臓器損傷を負っている場合が多く, 患者の全身状態を考慮した damage control surgery を行う必要がある. 遊離皮弁のような長時間にわたる手術を急性期に行うことの是非は, まず患者の全身状態が良好であるという条件下になされるべきである[14]. また, 受傷直後では患者の骨折整復固定に最適なプレートや髄内釘の準備が間に合わず創外固定に頼りがちとなるため, Fix and Flap surgery が行えない場合がしばしばある. 受傷当日に確実な創洗浄とデブリードマン, 骨折部仮固定を行い, 数日後に second-look surgery として強固な骨固定, 腱, 筋肉, 神経の再建に加えて軟部組織再建を皮弁形成術にて行う Fix and Flap surgery が現実的で, 昨今では受傷直後ではなくとも 72 時間以内の超早期に行ってもよいとされている[7].

しかし手術室の確保や, 形成・整形外科両チームの執刀者の調整など多くの社会的問題があり, 72 時間以内の Fix and Flap surgery の実施は現実的には困難と言わざるを得ない. 私達の施設では 1 週間以内を期限としてなるべく早期に Fix and Flap surgery が実施できるように努めている.

4. Fix and Flap surgery までの期間の創管理について

創傷管理の技術の発達により, 開放創の感染を予防, 治療する様々な被覆材やデバイスが登場し

ている．開放骨折における周術期感染は手術の際のcontaminationではなく，acquired infectionであるため，包帯交換の機会は少ない方が望ましい．一方，創の洗浄は細菌数を減じ感染の発生を抑えるので，私たちは持続閉鎖洗浄法でsecond-look surgeryまでの期間の創傷管理を行っており，これまで術後創感染を生じていない[15]．

結　語

早期のFix and Flap surgeryは術後感染の減少，治療期間の短縮，ストレスの軽減が期待できる有用な治療方針である．形成外科医にとってFlap surgeryは慣れた手技である．新鮮開放骨折に対しても積極的な適応拡大を考慮し，整形外科医とともにFix and Flap surgeryを推進すべきであると考える[7]．

謝　辞：Fix and Flap surgery施行に協力して下さった国立病院機構長崎医療センター整形外科，浅原智彦先生，髙橋良輔先生に感謝いたします．

参考文献

1) Gustilo, R. B., et al.：Prevention of infection in the treatment of one thousand and twenty-five open fractures of long bones：retrospective and prospective analysis. J Bone Joint Surg Am. 58-A：453-458, 1976.
   Summary　G-A Ⅲ骨折では44％に術後感染を併発する．
2) Gustilo, R. B., et al.：Classification of type Ⅲ (severe)open fractures relative to treatment and results. Orthopedics. 10：1781-1788, 1987.
   Summary　G-A Ⅲでは骨癒合不全が18.5％，敗血症が13.7％に発生し，特にⅢCでは25％が切断に至った．
3) Patzakis, M. J., et al.：Prospective, randomized, double-blind study comparing single-agent antibiotic therapy, ciprofloxacin, to combination antibiotic therapy in open fracture wounds. J Orthop Trauma. 14：529-533, 2000.
   Summary　G-A Ⅲは感染すると複合感染となり単剤の抗生剤では制御しがたい．
4) Keating, J. F., et al.：Reamed nailing of Gustilo grade ⅢB tibial fractures. J Bone Joint Surg Br. 82：1113-1116, 2000.
   Summary　開放骨折に対するnailingの有用性を記した報告．
5) 土田芳彦：重症下腿開放骨折における骨軟部再建．日マイクロ会誌．29：1-7, 2016.
   Summary　日本におけるFix and Flap surgeryの嚆矢的論文．
6) Fujioka, M., et al.：Artificial dermis is not effective for resurfacing the bone-exposing wounds of Gustilo-Anderson Ⅲ fracture. J Plast Reconstr Aesthet Surg. 66：e119-e121, 2013.
   Summary　G-A Ⅲ骨折は創の被覆に皮弁を要する．
7) Gopal, S., et al.：Fix and flap：the radical orthopaedic and plastic treatment of severe open fractures of the tibia. J Bone Joint Surg Br. 82：959-966, 2000.
   Summary　Fix and Flap surgeryの教科書的論文．
8) Farhad, O., et al.：Attempting primary closure for all open fractures：the effectiveness of an institutional protocol. Can J Surg. 57：E82-E88, 2014.
   Summary　開放骨折に対し早期創閉鎖を行ったところ感染発生率は2次的創閉鎖を行ったものより少なかった．
9) Jenkinson, R. J., et al.：Delayed wound closure increases deep-infection rate associated with lower-grade open fractures：a propensity-matched cohort study. J Bone Joint Surg Am. 96(5)：380-386, 2014.
   Summary　開放骨折で2次的創閉鎖群と早期閉鎖群を比較．後者の方が感染が少なかった．
10) Fujioka, M., et al.：Combined serratus anterior and latissimus dorsi myocutaneous flap for obliteration of an irradiated pelvic exenteration defect and simultaneous site for colostomy revision. World J Surg Oncol. 12：319-324, 2014.
    Summary　慢性感染創に対して遊離筋弁を持ち込み完治した報告．
11) Obremskey, W. T., et al.：A prospective multi-center study of intramedullary nailing vs casting of stable tibial shaft fractures. J Orthop Traumatol. 18：69-76, 2017.
    Summary　脛骨骨折に対しnailing群とcasting

群で骨癒合を比較．受傷後3か月までは nailing 群の方が患者満足度・骨癒合ともよい．

12) Ramasamy, P. R. : Management of Gustilo Anderson ⅢB open tibial fractures by primary fascio-septo-cutaneous local flap and primary fixation : The 'fix and shift' technique. Indian J Orthop. **51** : 55-68, 2017.
    Summary　脛骨の G-A ⅢB, 36症例に Fix and Flap surgery を行い全例救肢，骨癒合を得た．

13) Fujioka, M., et al. : Emergent free flow-through anterolateral thigh flaps for Gustilo-Anderson Ⅲ fracture of the upper extremity. J Emerg Trauma Shock. **7** : 53-55, 2014.
    Summary　Fix and Flap surgery より更に radical な緊急遊離 flow-through flap で G-A ⅢC を救肢した報告．

14) Gasser, B. M., et al. : Damage control surgery—experiences from a level Ⅰ trauma center. BMC Musculoskelet Disord. **18** : 391, 2017.
    Summary　重傷外傷の治療において Damage control orthopaedics と Early total care の重要性を説いた．

15) Kiyokawa, K., et al. : New continuous negative-pressure and irrigation treatment for infected wounds and intractable ulcers. Plast Reconstr Surg. **120** : 1257-1265, 2007.
    Summary　感染創に対して NPWT と持続洗浄を組み合わせた方法で効果的に創閉鎖を図った．

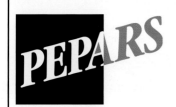

◆特集／四肢外傷対応マニュアル
四肢神経損傷の治療
―実際の症例から学ぶ―

鳥谷部荘八*

Key Words：外傷性神経損傷(traumatic nerve injury)，神経縫合(neurorrhaphy)，神経移植(nerve graft)，マイクロサージャリー(microsurgery)，人工神経(nerve conduit)

Abstract　四肢末梢神経損傷は日常診療の上で比較的よく遭遇し，その診断と治療はよく知られている．開放性・閉鎖性損傷ともに術前の感覚機能検査，Tinel 徴候の位置により損傷部位と程度を推定する．診断においては理学所見が最も重要である．救急患者の場合は理学検査のみ行うことが多いが，救急患者以外では電気生理学的検査，MRI や超音波に代表とされる画像検査が補助的診断として有用である．治療は神経損傷の状態をよく理解して，保存的治療と手術治療を適切に選択し，不要な手術は避けるべきである．神経縫合は神経上膜周膜縫合を key suture とし，侵襲を少なくするため細い糸で縫合数は少ない神経周膜縫合を追加することが多い．神経欠損がある場合には，関節可動域の 1/2 程度までの近傍の関節を屈曲し端々縫合することが可能である．それ以上の欠損には躊躇なく神経移植を行うべきである．術後リハビリテーションは原則として 2～3 週の外固定後，関節拘縮，不良肢位を避けるべく可動域訓練やスプリント療法を症例に応じて工夫する．また早期から神経障害性疼痛に対する除痛に努め，RSD/CRPS を予防するのも重要である．

はじめに

四肢神経損傷は日常の診療において比較的多く遭遇し，損傷の状態(開放性，非開放性)や損傷時期も様々であり，それにより診断や治療法が異なる．本稿では比較的よく遭遇する上肢末梢神経損傷について，診断と治療の基本事項から筆者が施行している臨床に即したコツについて述べる．また外傷を扱う医師にとって特に注意しなければならない疾患について，症例を提示して解説する．末梢神経損傷として絞扼性神経障害は重要な事項であるが，本稿は外傷を対象とするため他誌を参照して欲しい．

四肢神経損傷の診断

1．損傷程度の分類

神経損傷を治療するためには，正確な臨床診断を行う必要があり，その理解のために基本的な損傷分類は必須である．末梢神経損傷の程度の分類は Seddon 分類と Sunderland 分類が一般的に用いられている[1]．損傷の程度を Seddon は neurapraxia(伝導障害)，axonotmesis(軸索断裂)，neurotmesis(神経断裂)の 3 型に分類した．これらの神経損傷の程度により治療法が全く異なってくる．

A．neurapraxia(一過性神経伝導障害)

軸索断裂のない，一過性の伝導障害であり，通常 3 週間から 2 か月以内に回復する．

B．axonotmesis(軸索断裂)

軸索と髄鞘が損傷され，Waller 変性に陥るが，Schwann 鞘や神経鞘が連続性を保つため，軸索は再生し神経機能は自然に回復する．

C．neurotmesis(神経断裂)

神経の連続性が断たれ，軸索は完全に断裂し，損傷部位より末梢は Waller 変性に陥る．中枢断端は再生軸索，線維芽細胞，Schwann 細胞が混在して神経腫を形成する．神経断端の接合が必要になるが，再生軸索の一部は本来の Schwann 管以

---

* Sohachi TORIYABE，〒983-8520　仙台市宮城野区宮城野 2-8-8　仙台医療センター形成外科手外科，医長

表 1.

Sunderland 分類	Seddon 分類	病　態	軸索断裂	回　復	手術適応
1	neurapraxia	伝達障害	−	2か月以内に	−
2	axonotmesis	軸索断裂，Schwann 管温存	+	1 mm/日，misdirection(−)	−
3		Schwann 管断裂，神経周膜温存	+	1 mm/日，misdirection(−)	−
	neurotmesis			不良(神経断端離開)	−/+
4		神経周膜断裂，瘢痕性連続	+	自然回復なし	+
5		神経上膜断裂	+	自然回復なし	+

外に再生し，効果器と有効に結合しない過誤支配(misdirection)を生じ得る．

Sunderland は神経損傷について組織レベルに注目した分類を提唱した．Neurapraxia に相当する第1度，neurotmesis に相当する第5度の間に第2～4度の損傷型を分類した[1]（表1）．

2．発生機序による分類

鋭利な刃物や強い外力による開放性損傷は，neurotmesis（神経断裂）を常に念頭に置いて診察する．打撲や圧迫などの閉鎖性損傷の場合には，neurotmesis や axonotmesis による麻痺に注意する．特に阻血や圧迫においては比較的大径の神経線維が影響を受けやすいため，運動障害がより強く出やすい[2]．

A．開放創（切創，挫創など）

局所麻酔使用前に，筆やクリップなどを用いて知覚検査を行うが，正確ではないため注意を要する．重要神経の走行部位で深部に至る創の場合には，神経損傷を強く疑い，可能な限りブロック麻酔下でかつターニケットなどの無血野での神経観察が望ましい．

B．圧迫損傷（閉鎖性損傷）

全身麻酔下での不良肢位や過圧迫による腕神経叢損傷や尺骨神経損傷，肩関節脱臼による腋窩神経麻痺，ギプスやシーネによる腓骨神経麻痺などが有名である[2]．Axonotmesis であり，早期に圧迫を解除すれば自然に回復することが多いが，高度な神経損傷の場合には手術を要することもあり注意を要する（後述「注意すべき疾患」参照）．

C．その他

牽引損傷（腕神経叢引き抜き損傷），電撃傷，熱傷，放射線障害，薬剤損傷などがある．

各種検査法

1．筋力検査

一般外来やベッドサイドで簡単に行うことができ，検者間の一致率も高く再現性も高いことから，神経麻痺の診断に不可欠であり重要な検査である[3]．術前後の経過観察でも必須である．5(normal)：正常，4(good)：抵抗下に全可動域の自動運動可能，3(fair)：重力に抗して自動運動可能，2(poor)：重力を除去すれば自動運動可能，1(trace)：自動運動不能・筋収縮を触知，0(null)：自動運動不能・筋収縮なし．

2．感覚機能検査

感覚機能の検査として日常よく外来で用いられているのは，総合検査としての2点識別覚，触覚の定量的検査としての Semmes-Weinstein モノフィラメントである[2,5]．

A．切創における知覚簡易検査

救急患者の場合には正確な検査ができないことも多く，神経損傷の有無を確認するためには筆などによる検査を行う（症例1）．その際，「触っているのがわかるか？」と尋ねるのではなく，正中神経や尺骨神経の固有知覚領域の知覚の差異を問う方がよい（例えば示指と小指の指尖部の比較）．患者は疼痛と恐怖から混乱していることも多く，正確に検査ができないことが多いが，この筆による検査は救急外来では簡便で有用である．

B．2点識別覚（two-point discrimination；2PD）

指軸に沿って識別できる2点間の最小距離を測定する．静的2PD では年齢に関わらず6 mm 以上は異常である[5]．市販の2点識別測定器も有用だが，救急外来ではペーパークリップを曲げて代

用できる[6]．

C．Semmes-Weinstein モノフィラメント

20本のモノフィラメントナイロン糸で構成される．フィラメントを測定部に垂直にゆっくり押し，触知できる最小圧を測定する．実際の臨床の場では20本のフィラメントで測定することは少なく，4本(緑，青，紫，赤)の簡易測定器を用いることが多い[6]．

3．電気生理学的検査[7]

運動線維伝導速度(motor nerve conduction velocity；MCV)，感覚線維伝導速度(sensory nerve conduction velocity；SCV)の低下は臨床症状を反映している訳ではなく，本検査は確定診断に用いるべきではい．軸索変性や脱髄による伝導ブロックがあると症状が出現する．通常，神経を刺激して支配筋あるいは皮膚にある神経から電位を記録する．記録された電位は，神経線維総和の複合反応である．一般に臨床で用いられるのは複合筋活動電位(compound muscle action potential；CMAP)，感覚神経活動電位(sensory nerve action potential；SNAP)である．それぞれCMAP，SNAPの潜時(神経刺激から波形出現までの時間)を測定して伝導障害の有無を判定する．

4．画像検査

占拠性病変(ガングリオンなど)による絞扼性神経障害が疑われる場合に有用であるが，外傷の場合には補助的なものととらえる．

A．MRI

骨(骨髄炎，骨無腐性壊死など)，関節・靱帯損傷，腫瘍性病変の診断には非常に有用であるが，神経損傷については占拠性病変の有無や偽神経腫，神経周囲の炎症(腱鞘炎，滑液包炎)，屈筋支帯など周辺組織の肥厚を確認する．神経はT1強調像よりSTIR像でよく描出される．また脂肪抑制T2像は麻痺筋の判定に有用である．またGa造影は神経腫をエンハンスすることが知られている[8)9)]．

B．超音波

軟部組織の病態把握に優れ，非侵襲的であり，外来でも比較的容易に行うことができるため，筆者らはMRIに取って代わる画像検査法と考えている．特にダイナミックな運動に対して，リアルタイムに観察が可能であり，肢位や関節角度により神経の圧迫などの判定が可能(屈筋腱腱鞘滑膜炎による手根管症候群など)となる．7.5 MHzのアニュラアレイ型プローブか14 MHzの電子リニアプローブを用いる．術前と術後の神経束構造の変化を観察し，術後評価の指標とできる[10]．

また腕神経叢ブロックにおいて，超音波を用いることにより安全な操作が可能である．

5．手の機能評価表

日本手外科学会により平成5年に発行され，現在第4版が刊行されている．我々は術前後の機能評価に用いている[6]．

神経損傷の治療

1．治療方針

Neurapraxiaや神経断端が離開していないaxonotmesisは保存的治療の対象となり，neurotmesisは神経縫合(または移植)術の適応となる．しかし損傷病態から想定される回復経過をたどらない場合には手術療法を検討する．一般に鋭利な刃物による外傷に完全麻痺を伴う場合にはneurotmesisが予想され，骨折や打撲に伴う不全麻痺はneurapraxiaであることが多い[11)12)]．

神経損傷が疑われる開放創では，可能な限りただちに手術を行う．神経損傷の状態が不明な開放損傷で臨床的，電気生理学的に回復徴候に乏しい場合や閉鎖性損傷でも3か月以上経過しても回復徴候に乏しい場合には手術を検討する．手術成績は受傷経過期間が短い方がよいため，診断に迷う場合には患者に同意を得て，神経を展開することもある[11)12)]．

2．手術的治療

無血野で拡大鏡(ルーペ)や手術用顕微鏡を用いて行う．拡大鏡でも行うことは可能であるが，より正確な縫合を期すには顕微鏡下マイクロサージャリーで行うのが望ましい．縫合部に緊張がない場合，縫合部が1か所の神経縫合術は縫合部が

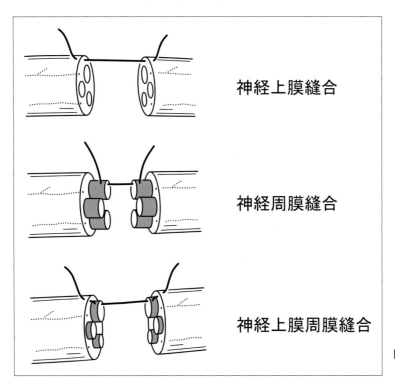

図 1.

2 か所の神経移植術よりも良好な回復が期待される[11]．縫合に過度な緊張がかかる場合には，縫合部の線維化を増強させるという観点から，神経移植術が望ましい．神経剥離術は神経の連続性が保たれているが，周囲との癒着や圧迫により伝導障害をきたしている場合に適応がある．また四肢の外傷における神経縫合術はいわゆる端々神経縫合を行うのが原則である[13)14)]．

A．神経縫合術（端々神経縫合術）

Neurotmesis で神経断端を緊張なしに縫合可能な場合は，端々神経縫合術が適応となる．緊張の目安としては 8-0 ナイロン糸の外科結紮による単結節縫合で縫合部が外れなければ問題がないことが多い[14)]．神経には生理的な緊張があるため，断裂により短縮する．また神経断端を新鮮化することで，ある程度のギャップや欠損が生じる．それらのギャップや欠損を補い，緊張なく縫合するための方法として，① 神経剥離，② 関節屈曲，③ 神経移行がある[11)]．

緊張なく端々縫合を行うまで ① 神経剥離を行うが，神経を剥離すればするほど縫合部への血行が障害されることに注意すべきである．神経の三次元的走行をよくみて，延長効果の乏しい不必要な剥離をしないように心がける[14)]．正中神経や橈骨神経は神経剥離により約 20 mm の可動性が得られる[11)]．

正中神経や尺骨神経などの主幹神経で欠損の比較的少ない場合，関節可動域の 1/2 程度まで ② 関節屈曲は許容される．目安として手関節は 20°，肘関節では 45° 以下とする．関節屈曲は神経縫合後 2 週から徐々に関節を伸展させることにより拘縮を回避できる．

肘関節部での尺骨神経断裂では ③ 前方神経移行術に ② 肘関節屈曲を加えると 60 mm の神経欠損でも端々縫合が可能である[11)]．

四肢の端々神経縫合では以下の神経縫合術が臨床的に用いられている[11～14)]（図1）．

1）神経上膜縫合

神経上膜のみ縫合する方法で，手術時間が短く，神経線維に侵襲を加えない．しかし神経束同士を正確に合わせることが困難であり，gap, offset, bucking, uneven などが生じやすい．

2）神経周膜縫合（神経束縫合）

それぞれの神経周膜（神経束）同士を縫合するため，正しい神経束を適切に縫合できれば誤神経支配を最小化できる．しかし手術時間が長くなるこ

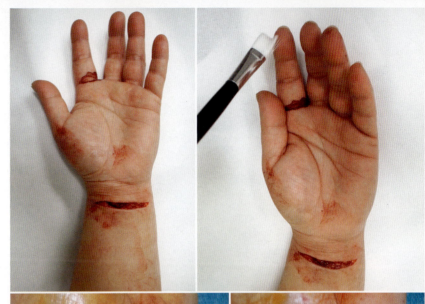

図 2.
症例 1：44 歳，女性．左手関節部切創
　a：左前腕に切創を認めた．
　b：筆による示指指尖部の知覚検査
　c：神経上膜周膜縫合に上膜縫合を追加
　d：縫合周囲をフィブリン糊固定

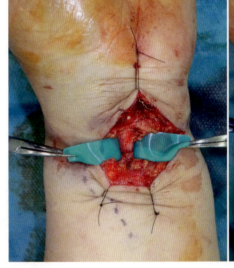
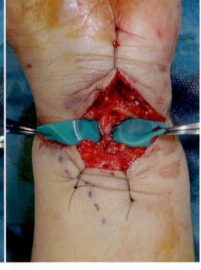

と，神経束に直接的な侵襲が加わり血流障害や瘢痕形成をきたすこと，異なる神経束を縫合するリスクもあることにより，現実的ではない．

3）神経上膜周膜縫合

　神経上膜と神経周膜に縫合糸をかける方法である．神経束を正確に合わせたい時や緊張がやや強い場合に用いることが多い．神経周膜に糸がかかると神経線維に傷がつき，糸の異物反応も生じるため，軸索の再生には不利となる．しかし神経上膜縫合では正確な縫合が難しいことも多いため，その際には本縫合を用いる．実際は神経上膜表面を走行する血管の位置や，断端の funicular pattern を参考にして，key suture として 1〜2 針の神経上膜周膜縫合を行い，その他は最小限度の神経上膜縫合を行うとよい．以下に実際の症例を示す．

　症例 1：44 歳，女性．左手関節部切創（図 2-a）．
　左手関節部の自傷行為．手指屈曲伸展に異常なく，中指の若干のしびれ感を訴えていた．救急外来で筆による簡易感覚検査を施行した（図 2-b）．小指に比べ示指の軽度の知覚低下を認めたため，正中神経損傷が疑われた．ただちに局所麻酔下に展開したところ，正中神経 3/4 周断裂を認めたため，顕微鏡下神経縫合術を行った（図 2-c）．8-0 ナイロン糸により神経上膜周膜縫合を 1 針，神経上膜縫合を 4 針行い，縫合部周囲をフィブリン糊にて固定した（図 2-d）．このように実際の臨床の場

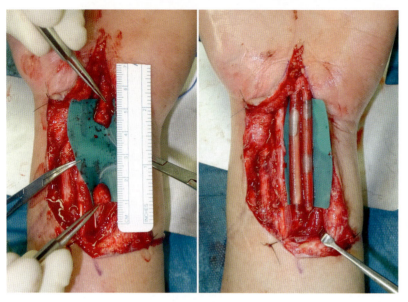

図 3.
a：正中神経欠損 29 mm
b：リナーブ® 2 本による神経移植術

では，最初の 1, 2 針 key となる縫合のみ神経上膜周膜縫合とし，その他はできるだけ少ない数の神経周膜縫合を行い，周囲をフィブリン糊で固めるのがよいと考える．神経線維への侵襲を可能な限り少なくし，かつ正確に縫合することを目指すべきである．

B．神経移植術

四肢の神経損傷では臨床的には自家神経移植術と神経再生誘導チューブによる人工神経移植術が行われている．8-0 ナイロン糸で神経断端同士を縫い寄せてみて，無理なく断端が接着するような場合以外には，躊躇なく神経移植を行うべきであると考えている[12)15)]．

1）自家神経移植術

一般的に自家神経による cable graft がよく行われている．それは移植神経に太い神経を用いると中心部に血流が届かずに，壊死に陥る可能性があるからである．神経移植の donor には機能欠損の比較的少ない知覚神経が選択される．腓腹神経（最も長く，40 cm 程度採取可能である），内外側前腕皮神経，浅腓骨神経浅枝，深腓骨神経足関節部，後骨間神経終末枝などが挙げられる．それぞれ手術野とのかねあいで決定する．緊張のない縫合を行うためには，欠損長より 10〜20％長めに神経を採取することが望ましい[13)]．

移植手技としては，採取した神経が分枝をもつ場合に，移植神経の中枢と末梢を逆さまに移植して分枝からの再生軸索の漏出を最小限にする reverse nerve graft を行う[11)]．神経移植床の血行が不良な場合や，7 cm 以上の長い神経移植など，通常の神経移植では良好な回復が期待できない場合には，血管柄付き神経移植術が行われている．代表的なものに血管柄付き腓腹神経，血管柄付き大腿神経，血管柄付き橈骨神経浅枝，血管柄付き外側大腿皮神経，血管柄付き内側前腕皮神経などがある[11)16)]．

2）人工神経移植術（神経再生誘導チューブ）

近年，自家神経移植に代わる神経再生誘導チューブ（人工神経）に関する臨床研究が進み，一般に使用されるようになってきた[17)18)]．商品名ナーブリッジ®やリナーブ®が市販され，徐々に普及している．現在においても外傷後の神経欠損に対する神経移植術は自家神経移植術が原則であることに変わりはないが，donor site の問題や患者自身の問題などで，自家神経移植術が困難な状況においては有用な選択肢と言える．動物実験などにより神経欠損の再生可能な長さは様々な報告がある．30 mm が限界であるという報告から 80 mm でも再生可能であったという報告まである．しかし製品の適応は 40 mm 以下の欠損とされており，現実的には 30 mm 程度であると考えている．我々は 1）自家神経採取に難色を示す患者，2）比較的長

い神経採取を余儀なくされるケース，3）指神経単独欠損に限って症例を選んで使用している．神経再生誘導チューブ内に神経断端を引き込む必要があり，手術手技としては8-0または9-0ナイロン糸で水平マットレス縫合を2針行う[17]（図3）．

C．神経剝離術

神経が瘢痕組織などによって圧迫されているaxonostenosisやaxonocachexiaでは神経剝離術による除圧が必要となる．機械的圧迫の解除を促すことにより神経内血行の改善と停滞している軸索流を回復させ，神経機能の正常化を導く[11)19)]．

1）神経外剝離術（external neurolysis）

一般的に行われている神経剝離術であり，神経周囲の瘢痕組織の除去と除圧を行う．神経上膜への手術侵襲は加えない．手術侵襲は瘢痕化を招き，さらなる癒着となる可能性があるからである．

2）神経内剝離術（internal neurolysis）

神経上膜切開術，神経上膜切除術，神経束間剝離術に分けられ，後者になるつれて徹底した神経内除圧となるが，逆に神経内血流も強く障害され術後の瘢痕も高度となる可能性が高い．現実的には神経剝離術は神経外剝離術あるいは神経上膜切開術までにとどめることが多い．

3．術後管理

修復した神経に対して神経軸索の再生を促し，かつ適切な除痛を行うことがRDS/CRPSを予防することにつながると考えている．また縫合した神経に負荷がかからないように適切なスプリントによる外固定と関節拘縮を予防するリハビリテーション，知覚の再教育が治療成績を向上させる[20)]．

A．内服薬

1）補酵素型ビタミンB_{12}（メコバラミン）

メコバラミン製剤は神経細胞内核酸合成の促進や神経組織における神経線維の髄鞘形成の促進に関与するとされている．1,500 mg/日，分3で処方する．服薬期間は症状にもよるが6か月以上を目安としている．

2）鎮痛剤

神経損傷自体疼痛を伴うものである．たとえ小さな神経損傷でもRSD/CRPS（Reflex Sympathetic Dystrophy/Complex Regional Pain Syndrome；複合性局所疼痛症候群）を引き起こす可能性があり，疼痛コントロールは重要である[20)21)]．鎮痛剤は頓用ではなく定期的に服用させ，疼痛の閾値を上げる工夫が必要である．疼痛を追いかけてNSAIDsを内服するのではなく，常に服用して痛みの少ない環境を作り出す．先手先手を心がける．具体的には胃粘膜障害に配慮しながら一般に用いられているNSAIDsを1日2～3錠，14日間は定期服用させる．必要に応じてさらに鎮痛剤を頓用で追加する．その後は定期内服をやめて頓用のみに切り替える．また同時にプレガバリン（リリカ®）を早期に服用させる．疼痛の状況に応じてトラマドール製剤であるトラムセット®やトラマール®を用いる．慢性疼痛に移行しそうな症例にはノイロトロピン® 3～6錠を追加する．

3）ステロイド

術後浮腫は拘縮を助長させることから，浮腫が遷延し皮膚色の変化が見られたら，RSD/CRPSの初期症状であると認識し，プレドニゾロン5～10 mgの内服を考慮する．

B．外固定

術後の固定期間は縫合部の緊張状態に依存する．関節を動かして縫合部に緊張がかからない場合でも，神経縫合部周囲の軟部組織が落ち着くまで2～3週間程度は外固定を行う．緊張が強い場合には4週程度の外固定を要することが多い．近傍関節を無理のない角度で屈曲位に保持し（手関節は20°，肘関節では45°以下），伸展防止スプリントを作成する．スプリントは徐々に伸展するような形に変更させてゆく．その後自動伸展運動を開始するが，運動時以外は伸展制限スプリントを6～8週継続し，他動伸展は8週後より開始する[13)20)]．

C．リハビリテーション

縫合部に緊張がかからない関節に関しては，積極的に拘縮予防の他動運動を行う．その際にも疼痛を生じさせないように内服薬や皮膚温などに注

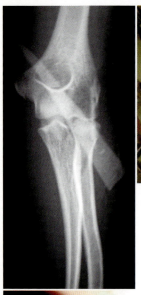
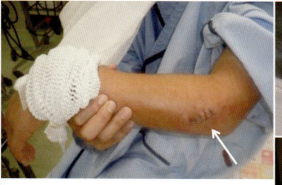
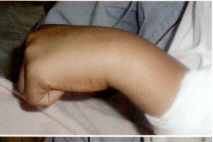
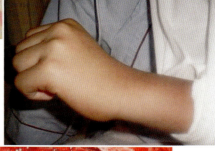
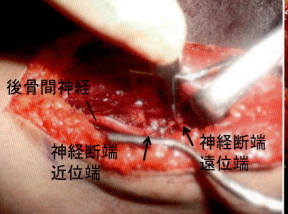
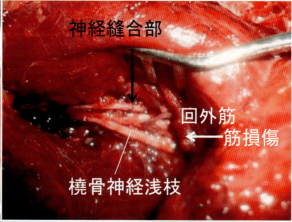
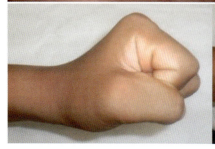
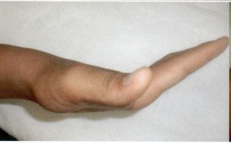
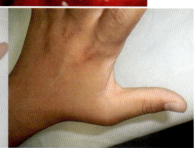

図 4．症例 2：13 歳，男性．左前腕貫通創

a：ガラス片による前腕貫通
b：貫通創（矢印）
c：MP 関節伸展不能
d：手関節背屈可能
e：後骨間神経本幹断裂
f：9-0 ナイロンによる神経縫合後
g：術後 8 か月．示指〜小指：full extension，母指 MP 関節：−18〜70°，
 IP 関節：10〜60°

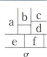

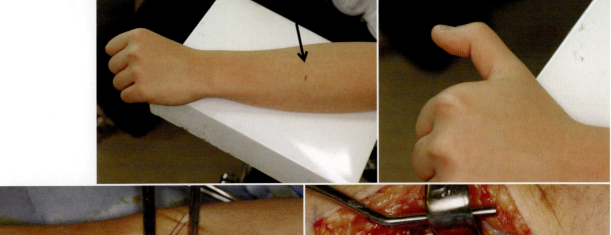
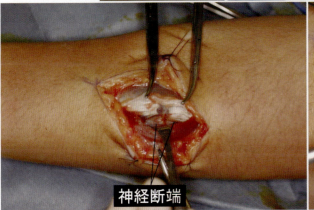
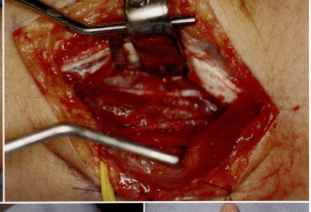
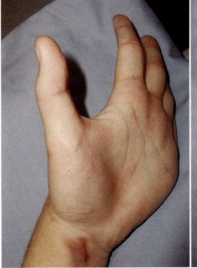
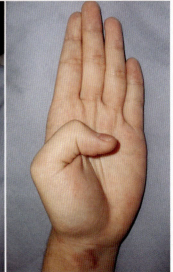

a	b
c	d
e	f

図 5.
症例 3：15 歳，男性．左前腕切創
 a：刺創瘢痕（矢印）
 b：母指 IP 関節伸展不能
 c：長母指伸筋腱筋枝断裂
 d：神経縫合後
 e：神経縫合後 6 か月で IP 関節術後伸展 −45°と改善せず，長掌筋腱による腱移行術を施行した．
 f：腱移行術後 6 か月．母指 IP 関節伸展の回復が認められた．

意して，暴力的な他動運動は避ける．リハビリテーションによる疼痛の悪化も RSD/CRPS の発症につながると考えている．自動他動運動以外に内在筋機能の回復のため，セラプラストや粘土による巧緻運動訓練を行ったり，様々なテクスチャーのものを指に擦りつけることによる desensitization や物体の識別訓練を行って脳の可塑性を利用した感覚再教育を行う[13)19)20)]．

注意すべき疾患

1．誤診しやすい疾患

実際の臨床の場において，診断に苦慮する症例も少なくない．外傷を扱う際に知っておきたい疾患，迷いやすい疾患について症例を提示する．

A．前骨間神経損傷

前骨間神経症候群は神経束の砂時計様くびれな

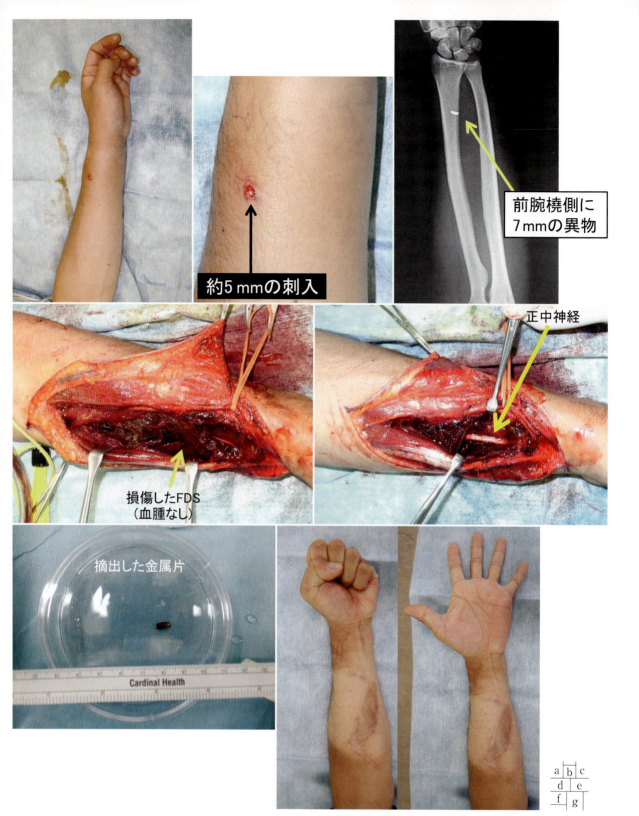

図6. 症例4：29歳，男性．左前腕皮下異物
a, b：ハンマーで粉砕していた金属片が左前腕に打ち込まれ受傷．創部より拍動性出血，正中神経領域のしびれ感を認めた．
c：単純X線像
d〜f：高速で打ち込まれた金属片による前腕コンパートメント症候群
g：橈骨動脈吻合，FDS切除，除圧により正中神経損傷は速やかに改善した（術後1年）．

どを呈する絞扼性神経障害または神経炎として考えられているが，病態は明確でない．この前骨間神経が稀に単独で損傷された場合，母指 IP, 示指 DIP の屈曲障害(どちらかの不全型もある)をきたし，屈筋腱断裂と誤診されることがある．特に前腕屈側の刺創の場合には本神経の単独損傷も念頭に置くべきである．運動神経損傷であり，正中神経領域の知覚障害はない．刺創の後しばらく経ってから受診することもあり，その際に腱断裂と誤診しやすい．長母指屈筋と方形回内筋の筋電図が有用である．圧痛点や Tinel 徴候ははっきりしないことも多く，腱断裂などを超音波や MRI など画像検査で除外し，筋電図などを参考にして診断する必要がある[22]．

B．後骨間神経症損傷(症例 2, 3)

後骨間神経症候群は橈骨神経深枝(後骨間神経)が肘関節遠位の回外筋浅頭(Frohse のアーケード)で絞扼され，手指 MP 関節伸展障害(drop finger), 母指外転・伸展障害を呈する．手関節背屈は可能であり(長短橈側手根伸筋の麻痺なし)，やや橈屈位となる(尺側手根伸筋麻痺)．知覚障害はない[23]．本神経の損傷により手指伸展障害をきたすことがある(図 4, 5)．刺創により神経本幹ではなく，筋枝の損傷もあり得る(症例 3, 図 5)ため，鑑別診断が難しい．神経伝導速度や筋電図検査ではっきりとしないことも多く，超音波検査で伸筋腱断裂を除外した場合には本神経損傷を疑い，神経を展開する必要がある．通常の神経縫合術で回復することが多いが(症例 2, 図 4), 神経縫合に緊張がかかっているケースでは回復不能なこともあり，後日腱移行術を行うこともある(症例 3, 図 5).

C．コンパートメント症候群(症例 4)

しびれを主訴に救急外来を受診する患者に本疾患が隠れている場合もあり，注意を要する(図 6). コンパートメント症候群は骨，筋膜，骨間膜，筋間中隔によって構成される筋区画(コンパートメント)内の内圧の上昇によって，その中にある筋や神経が圧迫され壊死などの不可逆性変化をきたす可能性がある．原因は外傷，腫瘍，内因性の血管損傷などが挙げられるが，ギプス固定などの医原性損傷もあり得る[24]．

筋内圧測定を行い，40 mmHg 以上であれば筋膜切開術(fasciotomy)を考慮する．筋膜切開による減圧は，発症後 6 時間以内に行う必要がある．発症後 24 時間を経過すると筋組織や神経組織に不可逆的な変化をもたらし，高度な機能障害を残すことがある．

2．医原性神経損傷

駆血帯(ターニケット)や全身麻酔による体位や局所の圧迫により末梢神経損傷をきたすことが報告されている[24]．Neurapraxia であることが多く，自然回復が期待される．しかし電気生理学的に回復徴候に乏しい場合や 3 か月以上経過しても回復徴候に乏しい場合には手術を検討する．

また手術時の神経損傷や針刺しによる末梢神経損傷もあり，注意を要する．医原性神経損傷はこじれて CRPS に至らないように早期の積極的な診断と治療が必要である．

まとめ

四肢末梢神経損傷は外傷を扱う医師はよく遭遇するありふれた疾患である．しかし良好な結果を得るためには正確な知識と確かな技術が必要となる．診断においては理学所見が最も重要である．前骨間神経損傷や後骨間神経損傷，コンパートメント症候群による神経損傷は診断に苦慮し，注意を要する．治療は神経損傷の状態をよく理解して，保存的治療と手術治療を適切に選択し，不要な手術は避けるべきである．神経縫合は正確に縫合することと侵襲が少ない縫合で瘢痕の予防に努めるべきである．神経欠損がある場合には，関節可動域の 1/2 程度までの近傍の関節を屈曲し端々縫合することが可能である．それ以上の欠損には躊躇なく神経移植を行うべきである．術後リハビリテーションは原則として 2〜3 週の外固定後，関節拘縮，不良肢位を避けるべく可動域訓練やスプリント療法を症例に応じて工夫する．また早期から神経障害性疼痛に対する除痛に努め，RSD/CRPS を予防するのも重要である．上記のポイントに留意して，神経損傷の治療にあたってもらいたい．

参考文献

1) 原　徹也：末梢神経損傷．整形外科クルズス．津山直一編．197-210，南江堂，1988．
2) 金谷文則：末梢神経損傷，手の外科診療ハンドブック．茨木邦夫編．151-163，南江堂，2004．
3) 津山直一：末梢神経の診断（その1）．整形外科．**24**：943-948，1973．
4) Brandsma, J.：The Martin-Gruber innervated hand. J Hand Surg. **11A**：536-539, 1983.
5) 長野　昭：感覚神経検査の手順とコツ．手の外科の要点と盲点．金谷文則編．42-46，文光堂，2007．
6) 鳥谷部荘八：【神経修復法—基本知識と実践手技—】神経修復に関わる診断・検査法・四肢．PEPARS．**78**：8-15，2013．
7) 栢森良二：神経伝導検査テキスト．医歯薬出版，2012．
8) Helms, C. A.：Peripheral Nerves. Musculoskeletal MRI. 80-91, Saunders, 2009.
9) 上谷雅孝：骨軟部疾患の画像診断．158-169，秀潤社．1999．
10) 髙橋　周：わかる！運動器エコービギナーズ．22-45，新興医学出版社，2016．
11) 斎藤英彦ほか：手外科診療ハンドブック．198-210，南江堂，2014．
12) 越智健介：【整形外科治療スキルアップ22】末梢神経損傷／障害治療のスキルアップ．MB Orthop．**30**：27-36，2017．
13) 林　礼人：【実践！よくわかる縫合の基本講座】神経縫合の基礎とその実践法．PEPARS．**123**：134-146，2017．
14) 橋川和信：【神経修復法—基本知識と実践手技—】神経修復に関わる手術手技　末梢神経縫合—端々縫合と端側縫合．PEPARS．**78**：16-22，2013．
15) 上田和毅：【神経修復法—基本知識と実践手技—】神経移植　遊離神経移植．PEPARS．**78**：33-39，2013．
16) 光嶋　勲：【神経修復法—基本知識と実践手技—】神経移植　血管柄付き神経移植：遊離＆有茎神経移植．PEPARS．**78**：41-49，2013．
17) 村田景一：【Step up！マイクロサージャリー—血管・リンパ管吻合，神経縫合応用編—】神経再生誘導チューブを用いた神経再建術．PEPARS．**128**：83-90，2017．
18) 神経再生誘導チューブで再建した尺骨神経手背枝神経鞘腫の1例．創傷．**8**：115-120，2017．
19) 柴田　実：【神経修復法—基本知識と実践手技—】神経修復に関わる手術手技　神経剝離術・その他．PEPARS．**78**：23-32，2013．
20) 成澤弘子ほか：【神経修復法—基本知識と実践手技—】神経修復後の術後管理　四肢（上肢）．PEPARS．**78**：94-99，2013．
21) 日本ペインクリニック学会ペインクリニック治療指針作成ワーキンググループ編：ペインクリニック治療指針．改訂第4版．真興交易医書出版部，2013．
22) 越智光夫：前骨間神経絞扼障害，上肢の外科．生田義和編．432-433，医学書院，2003．
23) 内西兼一郎：末梢神経損傷診療マニュアル．金原出版，1994．
24) 藤原浩芳ほか：【他科に学ぶ形成外科に必要な知識—四肢・軟部組織編—】形成外科診療で注意すべき医原性神経損傷．PEPARS．**121**：14-23，2017．

日本頭頸部癌学会主催 第9回教育セミナー

日　時：2018年年6月13日（水）　12:30～17:30（予定）
会　場：新宿NSビル　スカイカンファレンス30階西ホールA＋B
　　　　〒163-0813　東京都新宿区西新宿2丁目4番1号
　　　　TEL：03-3342-3755
　　　　URL：http://www.shinjuku-ns.co.jp/
　　　　（第42回日本頭頸部癌学会会場からは徒歩で5分ほどの別会場となります。）
内　容：テーマ1．頭頸部癌総論，2．上顎，3．下咽頭
受講料：5,000円　「第9回教育セミナー」と明記の上，下記口座にお振り込みください。
　　　　郵便振替口座　00190-2-420734　一般社団法人日本頭頸部癌学会
申込方法：原則当日受付は行いません。席に余裕がある場合には受講のみは可能としますが，いかなる理由であっても当日受付での受講修了証の発行は致しませんのでご注意ください。
　　　　応募方法の詳細はホームページをご覧ください。
※なおホームページからの事前登録はいたしません。
申込締切：2018年　年6月1日（金）（必着）先着順に受付いたします。
参加資格：特に規定はありません（ただし，一般の方は対象としておりません）。医師以外のメディカルスタッフの方も歓迎いたします。医学生，初期研修医，医師以外のメディカルスタッフの方は，参加費は無料ですがその場合，指導教授（医）または本学会員の証明が必要です。本学会HP内の案内に書式を掲載する予定です。
定　員：400名
問い合わせ：
　　　　〒135-0033　東京都江東区深川2-4-11
　　　　一ツ橋印刷（株）学会事務センター内，日本頭頸部癌学会セミナー担当宛
　　　　TEL：03-5620-1953　FAX：03-5620-1960

第33回日本眼窩疾患シンポジウム

会　期：2018年9月8日（土）
会　場：上野精養軒
　　　　〒110-8715　東京都台東区上野公園4-58
　　　　TEL：03-3821-2181（代）
会　長：村上　正洋（日本医科大学武蔵小杉病院　眼科・眼形成外科）
テーマ：特技からの脱却—教育と標準化
特別公演：「眼窩眼瞼疾患のシミュレーション外科」
　　　　香川大学医学部形成外科学講座　教授　永竿智久先生
　　　　日本医科大学千葉北総病院形成外科　教授　秋元正宇先生
演題募集：2018年3月1日（木）～5月1日（火）
事前登録：2018年3月1日（木）～7月31日（火）
会　費：事前登録：7000円　　当日登録：8000円　　懇親会：5000円
連絡先：〒211-8533　神奈川県川崎市中原区小杉町1-396
　　　　日本医科大学武蔵小杉病院　眼科・眼形成外科
　　　　担当：村上・高村（学会秘書）
　　　　TEL：044-733-5181（内線3190）　E-mail：jsod2018@nms.ac.jp
　　　　HP：http://jsod2018.com/

第23回日本臨床毛髪学会学術集会
The 23th Annual Meeting of Japan Society of Clinical Hair Restoration

会　期：2018年11月24日（土）・25日（日）
会　長：井砂　司（東京女子医科大学東医療センター形成外科学，教授）
会　場：ホテルラングウッド
　　　　〒116-0014　東京都荒川区東日暮里5-50-5
　　　　TEL：03-3803-1234　　FAX：03-3803-2810

学会テーマ：臨床毛髪学会に新しい息吹を
　　　　Explore the future of the hair restoration

演題募集期間：2018年6月1日（金）正午～2018年7月20日（金）正午
　　　　※詳細は学会HPをご参照ください．

事務局：
　　　　事務局長　片平次郎
　　　　東京女子医科大学東医療センター形成外科学
　　　　〒116-8567　東京都荒川区西尾久2-1-10
　　　　TEL：03-3810-1111（内線4111）
　　　　FAX：03-3800-4788
　　　　e-mail：jschr2018@gmail.com
　　　　http://jschr2018.umin.jp/

FAXによる注文・住所変更届け

改定：2015年1月

毎度ご購読いただきましてありがとうございます．
読者の皆様方に小社の本をより確実にお届けさせていただくために，FAXでのご注文・住所変更届けを受けつけております．この機会に是非ご利用ください．

◆ご利用方法
FAX専用注文書・住所変更届けは，そのまま切り離してFAX用紙としてご利用ください．また，注文の場合手続き終了後，ご購入商品と郵便振替用紙を同封してお送りいたします．**代金が5,000円をこえる場合，代金引換便とさせて頂きます．**その他，申し込み・変更届けの方法は電話，郵便はがきも同様です．

◆代金引換について
本の代金が5,000円をこえる場合，代金引換とさせて頂きます．配達員が商品をお届けした際に，現金またはクレジットカード・デビットカードにて代金を配達員にお支払い下さい(本の代金＋消費税＋送料)．(※年間定期購読と同時に5,000円をこえるご注文を頂いた場合は代金引換とはなりません．郵便振替用紙を同封して発送いたします．代金後払いという形になります．送料は定期購読を含むご注文の場合は頂きません)

◆年間定期購読のお申し込みについて
年間定期購読は，1年分を前金で頂いておりますため，代金引換とはなりません．郵便振替用紙を本と同封または別送いたします．送料無料，また何月号からでもお申込み頂けます．
毎年末，次年度定期購読のご案内をお送りいたしますので，定期購読更新のお手間が非常に少なく済みます．

◆住所変更届けについて
年間購読をお申し込みされております方は，その期間中お届け先が変更します際，必ずご連絡下さいますようよろしくお願い致します．

◆取消，変更について
取消，変更につきましては，お早めにFAX，お電話でお知らせ下さい．
返品は，原則として受けつけておりませんが，返品の場合の郵送料はお客様負担とさせていただきます．その際は必ず小社へご連絡ください．

◆ご送本について
ご送本につきましては，ご注文がありましてから約1週間前後とみていただきたいと思います．お急ぎの方は，ご注文の際にその旨をご記入ください．至急送らせていただきます．2～3日でお手元に届くように手配いたします．

◆個人情報の利用目的
お客様から収集させていただいた個人情報，ご注文情報は本サービスを提供する目的(本の発送，ご注文内容の確認，問い合わせに対しての回答等)以外には利用することはございません．

その他，ご不明な点は小社までご連絡ください．

株式会社 全日本病院出版会
〒113-0033 東京都文京区本郷3-16-4-7F
電話 03(5689)5989　FAX 03(5689)8030　郵便振替口座 00160-9-58753

FAX 専用注文書

形成・皮膚 1802

年　月　日

○印	PEPARS	定価(税込)	冊数
	2018年1月〜12月定期購読(No.133〜144；年間12冊)(送料弊社負担)	41,256円	
	PEPARS No.123 実践！よくわかる縫合の基本講座 増大号	5,616円	
	PEPARS No.111 形成外科領域におけるレーザー・光・高周波治療 増大号	5,400円	
	バックナンバー(号数と冊数をご記入ください) No.		

○印	Monthly Book Derma.	定価(税込)	冊数
	2018年1月〜12月定期購読(No.265〜277；年間13冊)(送料弊社負担)	40,932円	
	MB Derma. No.262 再考！美容皮膚診療 増大号	5,184円	
	MB Derma. No.255 皮膚科治療薬処方ガイド—年齢・病態に応じた薬の使い方— 増刊号	6,048円	
	バックナンバー(号数と冊数をご記入ください) No.		

○印	瘢痕・ケロイド治療ジャーナル		
	バックナンバー(号数と冊数をご記入ください) No.		

○印	書籍	定価(税込)	冊数
	化粧医学—リハビリメイクの心理と実践— 新刊	4,860円	
	ここからスタート！眼形成手術の基本手技 新刊	8,100円	
	Non-Surgical 美容医療超実践講座	15,120円	
	ここからスタート！睡眠医療を知る—睡眠認定医の考え方—	4,860円	
	Mobile Bearing の実際—40年目を迎える LCS を通して—	4,860円	
	髄内釘による骨接合術—全テクニック公開，初心者からエキスパートまで—	10,800円	
	カラーアトラス 爪の診療実践ガイド	7,776円	
	そこが知りたい 達人が伝授する日常皮膚診療の極意と裏ワザ	12,960円	
	創傷治癒コンセンサスドキュメント—手術手技から周術期管理まで—	4,320円	
	複合性局所疼痛症候群(CRPS)をもっと知ろう	4,860円	
	カラーアトラス 乳房外 Paget 病—その素顔—	9,720円	
	スキルアップ！ニキビ治療実践マニュアル	5,616円	

○	書名	定価	冊数	○	書名	定価	冊数
	実践アトラス 美容外科注入治療	8,100円			超アトラス眼瞼手術	10,584円	
	見落とさない！見間違えない！この皮膚病変	6,480円			イチからはじめる 美容医療機器の理論と実践	6,480円	
	図説 実践手の外科治療	8,640円			アトラスきずのきれいな治し方 改訂第二版	5,400円	
	使える皮弁術 上巻	12,960円			使える皮弁術 下巻	12,960円	
	匠に学ぶ皮膚科外用療法	7,020円			腋臭症・多汗症治療実践マニュアル	5,832円	
	多血小板血漿(PRP)療法入門	4,860円			目で見る口唇裂手術	4,860円	

お名前　フリガナ　　　　　㊞　　　診療科

ご送付先　〒　　－　　　□自宅　□お勤め先

電話番号　　　　　□自宅　□お勤め先

バックナンバー・書籍合計 5,000円以上のご注文は代金引換発送になります

—お問い合わせ先—
㈱全日本病院出版会営業部
電話 03(5689)5989
FAX 03(5689)8030

年　月　日

住所変更届け

お名前	フリガナ	

お客様番号		毎回お送りしています封筒のお名前の右上に印字されております8ケタの番号をご記入下さい。

新お届け先	〒　　　　都道府県

新電話番号	（　　　）

変更日付	年　月　日より	月号より

旧お届け先	〒

※ 年間購読を注文されております雑誌・書籍名に✓を付けて下さい。
- ☐ Monthly Book Orthopaedics （月刊誌）
- ☐ Monthly Book Derma. （月刊誌）
- ☐ 整形外科最小侵襲手術ジャーナル （季刊誌）
- ☐ Monthly Book Medical Rehabilitation （月刊誌）
- ☐ Monthly Book ENTONI （月刊誌）
- ☐ PEPARS （月刊誌）
- ☐ Monthly Book OCULISTA （月刊誌）

FAX 03-5689-8030

全日本病院出版会行

PEPARS バックナンバー一覧

2014年
- No. 86　爪―おさえておきたい治療のコツ―
　編集／黒川正人
- No. 87　眼瞼の美容外科 手術手技アトラス　**増大号**
　編集／野平久仁彦
- No. 88　コツがわかる！形成外科の基本手技
　―後期臨床研修医・外科系医師のために―
　編集／上田晃一
- No. 89　口唇裂初回手術
　―最近の術式とその中期的結果―
　編集／杠 俊介
- No. 90　顔面の軟部組織損傷治療のコツ
　編集／江口智明
- No. 94　露出部深達性熱傷・後遺症の手術適応と治療法
　編集／横尾和久
- No. 95　有茎穿通枝皮弁による四肢の再建
　編集／光嶋 勲
- No. 96　口蓋裂の初回手術マニュアル
　―コツと工夫―
　編集／土佐泰祥

2015年
- No. 98　臨床に役立つ 毛髪治療 update
　編集／武田 啓
- No. 99　美容外科・抗加齢医療
　―基本から最先端まで―　**増大号**
　編集／百束比古
- No. 100　皮膚外科のための皮膚軟部腫瘍診断の基礎
　臨時増大号
　編集／林 礼人
- No. 101　大腿部から採取できる皮弁による再建
　編集／大西 清
- No. 103　手足の先天異常はこう治療する
　編集／福本恵三
- No. 104　これを読めばすべてがわかる！骨移植
　編集／上田晃一
- No. 105　鼻の美容外科
　編集／菅原康志
- No. 106　thin flap による整容的再建
　編集／村上隆一
- No. 107　切断指再接着術マニュアル
　編集／長谷川健二郎
- No. 108　外科系における PC 活用術
　編集／秋元正宇

2016年
- No. 109　他科に学ぶ形成外科に必要な知識
　―頭部・顔面編―
　編集／吉本信也
- No. 110　シミ・肝斑治療マニュアル
　編集／山下理絵
- No. 111　形成外科領域におけるレーザー・光・高周波治療　**増大**
　編集／河野太郎
- No. 112　顔面骨骨折の治療戦略
　編集／久徳茂雄
- No. 113　イチから学ぶ！頭頸部再建の基本
　編集／橋川和信
- No. 114　手・上肢の組織損傷・欠損 治療マニュアル
　編集／松村 一
- No. 115　ティッシュ・エキスパンダー法 私の工夫
　編集／梶川明義
- No. 116　ボツリヌストキシンによる美容治療 実践講座
　編集／新橋 武
- No. 117　ケロイド・肥厚性瘢痕の治療
　―我が施設(私)のこだわり―
　編集／林 利彦
- No. 118　再建外科で初心者がマスターすべき 10 皮弁
　編集／関堂 充
- No. 119　慢性皮膚潰瘍の治療
　編集／館 正弘
- No. 120　イチから見直す植皮術
　編集／安田 浩

2017年
- No. 121　他科に学ぶ形成外科に必要な知識
　―四肢・軟部組織編―
　編集／佐野和史
- No. 122　診断に差がつく皮膚腫瘍アトラス
　編集／清澤智晴
- No. 123　実践！よくわかる縫合の基本講座　**増大号**
　編集／菅又 章
- No. 124　フェイスリフト 手術手技アトラス
　編集／倉片 優
- No. 125　ブレスト・サージャリー 実践マニュアル
　編集／岩平佳子
- No. 126　Advanced Wound Care の最前線
　編集／市岡 滋
- No. 127　How to 局所麻酔＆伝達麻酔
　編集／岡崎 睦
- No. 128　Step up!マイクロサージャリー
　―血管・リンパ管吻合,神経縫合応用編―
　編集／稲川喜一
- No. 129　感染症をもっと知ろう！
　―外科系医師のために―
　編集／小川 令
- No. 130　実践リンパ浮腫の治療戦略
　編集／古川洋志
- No. 131　成長に寄り添う私の唇裂手術
　編集／大久保文雄
- No. 132　形成外科医のための皮膚病理講座にようこそ
　編集／深水秀一

2018年
- No. 133　頭蓋顎顔面外科の感染症対策
　編集／宮脇剛司

各号定価 3,240 円．但し，No. 87, 99, 100, 111 は増大号のため，定価 5,000 円＋税，No. 123 は 5,200 円＋税．
在庫僅少品もございます．品切の場合はご容赦ください．
（2018 年 2 月現在）
本頁に掲載されていないバックナンバーにつきましては，弊社ホームページ(http://www.zenniti.com)をご覧下さい．

2018 年　年間購読　受付中！
年間購読料 41,256 円(消費税込) (送料弊社負担)
（通常号 11 冊＋増大号 1 冊：合計 12 冊）

全日本病院出版会　　検 索　click

次号予告

ベーシック&アドバンス 皮弁テクニック
No.135（2018年3月増大号）

編集／長崎大学教授　田中　克己

局所皮弁の基礎と応用	窪田　吉孝ほか
遠隔皮弁の基礎と応用	林田　健志
顔面の局所皮弁	安田　浩ほか
前腕皮弁	野村　正
手・手指の皮弁	小野　真平
大胸筋皮弁	山内　大輔
肩甲骨弁・肩甲骨皮弁	前田　拓
広背筋皮弁	森　弘樹
腹直筋皮弁・下腹壁動脈穿通枝皮弁	武石　明精
鼠径皮弁	成島　三長
腸骨弁・腸骨皮弁	宮内　律子ほか
会陰部の皮弁	安倍　吉郎ほか
大殿筋皮弁	森重　侑樹ほか
大腿筋膜張筋皮弁	竹内　正樹
前外側大腿皮弁	杉山　成史
膝周囲の皮弁	林　明照ほか
下腿の皮弁	鳥山　和宏ほか
腓骨弁・腓骨皮弁の挙上方法	東　修智ほか
足・足趾の皮弁	関堂　充

編集顧問：栗原邦弘　中島龍夫
　　　　　百束比古　光嶋　勲
編集主幹：上田晃一　大阪医科大学教授
　　　　　大慈弥裕之　福岡大学教授

No.134　編集企画：
　竹内正樹　東京女子医科大学八千代医療センター教授

PEPARS No.134
2018年2月10日発行（毎月1回10日発行）
定価は表紙に表示してあります．
Printed in Japan

発行者　末定　広光
発行所　株式会社　全日本病院出版会
〒113-0033　東京都文京区本郷3丁目16番4号
　　電話（03）5689-5989　Fax（03）5689-8030
　　郵便振替口座 00160-9-58753

印刷・製本　三報社印刷株式会社　電話（03）3637-0005
広告取扱店　㈱日本医学広告社　電話（03）5226-2791

©ZEN・NIHONBYOIN・SHUPPANKAI, 2018

- 本誌に掲載する著作物の複製権・翻訳権・上映権・譲渡権・公衆送信権（送信可能化権を含む）は株式会社全日本病院出版会が保有します．
- JCOPY ＜（社）出版者著作権管理機構　委託出版物＞
　本誌の無断複写は著作権法上での例外を除き禁じられています．複写される場合は，そのつど事前に，（社）出版者著作権管理機構（電話 03-3513-6969，FAX 03-3513-6979，e-mail: info@jcopy.or.jp）の許諾を得てください．
- 本誌をスキャン，デジタルデータ化することは複製に当たり，著作権法上の例外を除き違法です．代行業者等の第三者に依頼して同行為をすることも認められておりません．